Juan D. Nasio

EL MAGNÍFICO NIÑO DEL PSICOANÁLISIS

COLECCION PSICOTECA MAYOR
SERIE FREUDIANA

PSICOANALISIS LACANIANO

JULIA KRISTEVA Y OTROS	*(El) Trabajo de la metáfora*
OCTAVE MANNONI Y OTROS	*La crisis de la adolescencia*
DENIS VASSE	*El peso de lo real, el sufrimiento*
JUAN DAVID NASIO	*El magnífico niño del psicoanálisis*
MAUD MANNONI	*El síntoma y el saber*
MARIO FRANCIONI	*Psicoanálisis, lingüística y epistemología*
SERGE LECLAIRE	*Un encantamiento que se rompe*
JACQUES SÉDAT Y OTROS	*¿Retorno a Lacan?*
SARAH KOFMAN	*El enigma de la mujer*
OSCAR MASOTTA	*Lecciones de introducción al psicoanálisis*
JULIA KRISTEVA	*Al comienzo era el amor*
J. LAPLANCHE Y J.-B. PONTALIS	*Fantasía originaria, fantasía de los orígenes, orígenes de la fantasía*
ARMANDO VERDIGLIONE Y OTROS	*Psicoanálisis y semiótica*

EL MAGNÍFICO NIÑO DEL PSICOANÁLISIS

El concepto de sujeto y objeto en la teoría de Jacques Lacan

por

Juan D. Nasio

gedisa
editorial

Ilustración: Carlos Nine

Segunda edición, julio de 1994, Barcelona
Reimpresión, 2015

Avda. Tibidabo 12, 3°
08022 Barcelona (España)
Tel. 93 253 09 04
Correo electrónico: gedisa@gedisa.com
http://www.gedisa.com

ISBN: 978-84-7432-241-5
Depósito legal: B.29076-2015

Impreso en Ulzama
Printed in Spain

*Por amistad, Omar Caranta
colaboró en la preparación
de este libro, Y, por amistad
también, deseo que mi agrade-
cimiento quede impreso.*

J.D.N.
París, 1985

INDICE

PARTE I

Introducción 13
Seminario 1 29
Seminario 2 52
Seminario 3 71
Seminario 4 88

PARTE II

El magnífico niño del psicoanálisiss. 115
El objeto *a* (I). 134
El objeto *a* (II) 144

PARTE I

Introducción

Primera parte

He elegido como tema la demostración de dos principios fundamentales de la teoría analítica. Diría que son las dos columnas que sostienen el edificio teórico del psicoanálisis. Son los dos principios de los cuales todo parte y a los cuales todo vuelve y que definirán una *ética del psicoanalista*; es decir, en la medida en que el analista los adopte, trabajará de una manera diferente a la que emplearía si no los reconociera como propios. Para guiarme, me voy a servir de un concepto: el de síntoma, porque a través del concepto de síntoma se van a abrir como dos avenidas, dos constelaciones que nos van a llevar a establecer esos dos principios. Uno es el síntoma relacionado con el concepto de saber inconsciente; otro es el síntoma relacionado con el concepto de goce. Considérese un triángulo, una tríada: síntoma, saber y goce. ¿Qué es un síntoma para el psicoanálisis? Para responder, antes que nada, necesito distinguir algo que en general se confunde: una cosa es la cura analítica y otra es la experiencia analítica. La cura analítica, el análisis, es un camino largo o corto, pero es un camino. En cambio, la experiencia analítica es una serie de hitos en ese camino, momentos esperados por el analista que ocurren rara vez, y que cuando ocurren son momentos fugaces y, más que fugaces, ideales, tan ideales como un punto en geometría. Sin embargo, la experiencia analítica no es algo abstracto; es un punto, sí, pero no abstracto; tiene una cara empírica, diría, una cara sensible, una cara que se percibe por los sentidos. La cara empírica de la experiencia analítica es *la del momento en que el paciente dice y no sabe lo que dice*; es el momento en que hay un *balcuceo*; es el momento en que el paciente *tartamudea*; es el momento en que el paciente *duda*; es el momento en que el lenguaje, en que la *palabra falla*. Se dice que los psicoanalistas lacanianos se interesan en el lenguaje, y hasta cierto punto se ha identificado a los psicoanalistas con los lingüistas. Los psicoanalistas no son lingüistas. Los psicoanalistas se interesan en el lenguaje; pero se interesan en el punto en que el lenguaje falla. Nosotros nos interesamos en el momento en que no se sabe hablar bien, no en el momento en que se habla bien. Ejemplo: en un sueño le damos más importancia a cómo se cuenta el sueño que al sueño mismo; y no sólo a cómo se cuenta sino al punto en que en el relato del sueño el paciente duda y dice: no sé, no me acuerdo, quizá, probablemente; ése es el punto, eso es lo que llamamos *experiencia*; ésa es la cara empírica de la experiencia, es decir, el punto de balbuceo, de la duda, de la puesta en suspensión del relato.

Ahora bien, ésta es la cara empírica. Hasta aquí siento que hablamos la misma lengua. Sin embargo acá se produce un corte; me será necesario explicar, demostrar, hacerme entender de otra manera; a pesar de eso, digo la fórmula ya mismo: la experiencia analítica es el punto límite de una palabra, el momento en que la palabra falla. Agrego ahora: cuando la palabra falla aparece el goce; aquí estamos en un nivel diferente, no estamos más en el registro de lo sensible, sino en el registro de la suposición de la teoría analítica. La teoría analítica supone que en el momento en que el paciente balbucea, allí hay goce en juego. ¿Por qué? Volvamos al síntoma para responder.

El síntoma es un acontecimiento en un análisis; el síntoma es un tipo de experiencia analítica. No toda experiencia analítica es un síntoma, pero el síntoma es una experiencia analítica. Un síntoma tiene cuatro características: primera, cómo el paciente dice lo que le pasa, cómo dice lo que sufre; segunda, en ese cómo lo dice, el punto en que balbucea, en que no sabe decir bien; tercera, un síntoma en análisis necesita siempre la teoría que uno se hace de su síntoma; no hay síntoma en análisis sin que el paciente se diga por qué sufre. De la misma manera que Freud decía que los niños tienen una teoría sexual infantil, todo paciente tiene una teoría de bolsillo acerca de por qué sufre. Un síntoma en análisis es un síntoma acompañado de una interpretación del propio paciente, de por qué sufre, y esto es fundamental. Tan fundamental que si en un análisis o en general, por ejemplo, en las primeras entrevistas no aparece el por qué, el cómo se hace la idea la persona de por qué sufre, el analista tiene como función el incitarlo, el preguntarle, el solicitarle esa teoría. A medida que el paciente, en el análisis, vaya diciéndose, interpretándose por qué sufre, poco a poco va a ocurrir un fenómeno esencial: el analista va a convertirse, progresiva e insidiosamente, en el destinatario de ese síntoma. Cuanta más teoría me hago de por qué sufro, tanto más aquel a quien le propongo esta teoría va a convertirse en el Otro del síntoma. Cuarta: el síntoma conlleva la presencia del analista; un síntoma en psicoanálisis no sólo necesita una teoría que lo explique, propia del paciente, sino además la presencia del analista; invirtamos los términos y digamos: la característica fundamental del síntoma en análisis es que el analista forma parte de él. Esto es algo específico de la relación analítica; es lo que nos abre las puertas a lo que se llama la transferencia. Si usted se preguntara qué es la transferencia analítica, una de las respuestas inmediatas que podría dar es: la transferencia analítica es aquel momento en que el analista forma parte del síntoma del paciente. Y eso es lo que Lacan llama el Sujeto-Supuesto-Saber. Sujeto-Supuesto-Saber no quiere decir que el analista sabe lo que le pasa al paciente; no. En general, los pacientes dudan de que el analista sepa lo que les pasa. A veces creen y a veces dudan. No es tanto suponer que el analista sepa; es otra cosa: Sujeto-Supuesto-Saber significa que el analista ocupa el lugar, primero, de ser destinatario del síntoma e, inclusive, de ser hasta la causa del síntoma. En un análisis en curso, por ejemplo, un paciente dirá: "Desde que estoy en análisis me pasa esto; me pasa esto porque estoy en análisis". La señora embarazada dirá: "Me he embarazado, pero este embarazo es un embarazo ligado directamente a mi análisis". ¿Qué quiere decir "ligado directamente a mi análisis"? Significa que de alguna manera el analista es el padre espiritual del hijo. Pero esto ocurre con todo tipo de experiencias, con todo aquello que es acontecimiento en un análisis. No hay acontecimiento que no sea interpretado por el paciente, y en cuanto así ocurre, el analista ocupa el lugar de ser el Otro a quien esa interpretación y ese acontecimiento están destinados.

Esto que acabo de decir del síntoma, esta manera de pensar el síntoma como aquello que el propio sujeto que sufre "interpreta" –digo interpreta entre comillas, porque el concepto de interpretación en psicoanálisis es diferente; "interpretar", en este caso, es que el sujeto da un significado a lo que le pasa– define al síntoma como un signo.

El síntoma tienen dos caras: una cara signo y una cara significante. La cara signo es esto: él sufre, algo le pasa, algo nuevo ocurre, lo interpreta y coloca al analista en el lugar del Otro del síntoma. Esa es la definición de un signo; es la definición que Lacan da de un signo: un signo, dice, es aquello que representa algo para alguien. En realidad es una definición de Pierce, un lógico norteamericano. Tal síntoma representa algo para aquel que sufre. Ese embarazo representa tal cosa para esa mujer, y es allí donde surge, donde se cultiva lo que es la transferencia. Esa es la cara signo del síntoma. Digamos que es la cara interpretada por el propio sujeto.

Después está la cara significante del síntoma. Esto es más difícil de poder aceptar. La cara significante significa esto: si ocurre una vez va a ocurrir una segunda vez; lo que acaba de ocurrir anuncia una segunda ocurrencia significante. La cara significante del síntoma es, primero, el de ser un acontecimiento –Uno siempre aparece como Uno–, y, segundo, aparece como algo que anuncia su repetición. Lacan lo escribe con la letra S_1; el 1 quiere decir que es un acontecimiento único; un síntoma, por ejemplo, es un acontecimiento que siempre es del orden de lo uno, y S quiere decir significante. Cuando digo que el síntoma tiene una cara significante quiere decir, primero, que es Uno; segundo, que se repite, es decir, que va a haber un 1, otro 1, otro 1, etc.; y tercero, que un síntoma es significante porque el sujeto lo dice sin saber lo que dice; y es a partir de esto, de que uno sufre un síntoma, de donde se desprende que un síntoma es algo que uno dice sin saber lo que dice; o sea, yo puedo sufrir un síntoma, me puede ocurrir un acontecimiento, interpretarlo, pensarlo, darle un significado y, sin embargo, toda la interpretación que haga no va a impedir que dentro de tres días, dentro de un año, se vuelva a repetir tal cual; y que uno se diga: ¿cómo puede ser, qué hay en mí para que el síntoma se repita implacablemente?

Decir que el síntoma es un significante quiere decir no sólo que es Uno, no sólo que uno lo dice y no sabe lo que dice, sino, sobre todo, que uno lo dice en un momento justo, en un momento preciso como para que el síntoma lo cuestione; no es algo que surge y no cuestiona; es algo que surge, sorprende y asusta; o bien, hace reír. El mejor ejemplo de un significante puede ser el chiste; el chiste como réplica espontánea que uno dice sin saber, lo dice justo en el momento necesario, todo el mundo ríe y uno también. Lo mismo ocurre con el síntoma; el síntoma aparece siempre en el momento justo, como para que uno se pregunte lo que hace falta preguntarse: ¿quién sabía?..., ¿quién sabía que hacía falta esa palabra en el momento justo?, ¿dónde está aquello que hace que en este momento aparezca tal palabra, la palabra que hacía falta? La respuesta de la teoría analítica es que aquello que sabía que esa palabra tenía que aparecer en ese momento es el saber inconsciente. El inconsciente es el saber, un saber que el sujeto ignora. El inconsciente no sólo es un saber que hace que el sujeto diga la palabra justo en ese momento, sin que él sepa que la está diciendo, sino que el inconsciente es un *saber* porque hace que esa misma palabra se repita más tarde en boca de otra persona y en otro lugar. El inconsciente no sólo es un saber porque ubica esa palabra en ese momento, sino que el inconsciente es lo propio de la repetición; el inconsciente es el saber de la repetición. Decir que el inconsciente es el saber de la repetición significa que el psicoanálisis supone que la repetición de un significante, por ejemplo la repetición de un síntoma, es algo que está perfectamente estructurado; que tal elemento sabrá relacionarse adecuadamente con tal otro elemento en la repetición, en esta suerte de cadena virtual que lo produce. ¿Por qué cadena virtual? Porque tenemos dos instancias: la primera instancia es el elemento que uno dice y la segunda instancia es la repetición virtual de ese elemento. Supóngase que yo manifieste un síntoma ahora; el síntoma está en lo que hago aquí, en lo que escribo, en mi propio balbuceo, en mi discordancia. La cadena virtual incluye todos los síntomas que han pasado y todos los síntomas que van a venir. El psicoanálisis no dice cadena virtual, el psicoanálisis lo traduce por cadena inconsciente o, si se quiere, cadena reprimida. Esta cadena reprimida no es una cadena que me pertenezca, que sea *mi* cadena, mi inconsciente; el síntoma se manifiesta en mí pero la próxima vez puede repetirse en boca de otro y no en mí; el trabajo del análisis, la experiencia del análisis, es ésa: que el analista diga algo, por ejemplo, una interpretación. Una interpretación, en el sentido estricto de la palabra, no es algo que depende del saber del analista; una interpretación *es algo que depende del deseo del analista*. Pero,¿qué quiere decir deseo del analista? Quiere decir que una interpretación es algo que depende del inconsciente del analista. Ahora bien, si aplico lo que vengo desarrollando, en lugar de decir: una interpretación es algo que depende del inconsciente del analista, tendría que decir: *una interpretación es la repetición, en boca del analista, de un síntoma dicho por el paciente*. Estos son algunos de los puntos para tener en cuenta: 1) que el inconsciente es una cadena virtual de significantes, o bien una cadena virtual de dichos;

2) que esos dichos pueden estar puestos en boca de cualquiera en la medida en que cualquiera esté en una relación de transferencia. El inconsciente ata, el inconsciente liga, el inconsciente abraza a la gente; y ésta es la idea fundamental lacaniana. La diferencia entre Lacan y Freud pasa por esta idea del inconsciente. El inconsciente en Lacan es un inconsciente que liga; para Lacan el lenguaje es algo que liga, que ata. Habría que distinguir esto: el lenguaje ata y el cuerpo separa; el goce separa. Quedemos en esta proposición: el inconsciente es una cadena virtual de dichos que si son actualizados pueden serlo en boca de cualquiera. Corolario de esto es que el inconsciente no es uno; no existe el inconsciente del analista y el inconsciente del paciente; no hay inconsciente individual; tampoco hay inconsciente colectivo. El inconsciente es algo que se juega en el orden del dos; el inconsciente es algo que pasa por encima de las cabezas de esos dos *partenaires* analíticos: el analista y el analizando, y que puede manifestarse en boca del uno o en boca del otro. Esto es el inconsciente como saber.

Así se llega al primer principio: el inconsciente está estructurado como un lenguaje. Para precisar mejor lo anterior se podría decir que el inconsciente es un saber estructurado como un lenguaje e, inclusive, un saber estructurado. Cuando Lacan enunció por primera vez esta fórmula que señaló como un principio fundamental –el inconsciente está estructurado como un lenguaje–, lo que él estaba pensando era que la relación de esos dichos virtuales, de esa cadena virtual de dichos, podía ser pensada en los términos de la lingüística, y más que de la lingüística, de la retórica, particularmente en términos de metonimia y de metáfora.

En la evolución de la teoría lacaniana hubo una segunda etapa en la cual Lacan, sin dejar de pensar en la relación de esos elementos de la cadena virtual de dichos como metáfora y metonimia, los formalizó de una manera diferente a la lingüística. Los pensó en términos de lógica. Para ello utilizó distintos puntos de vista lógicos: ya sea la lógica de Frege, de Peano, o aun la lógica de la teoría de los conjuntos. Hubo también un tercer enfoque para pensar la cadena inconsciente: el enfoque topológico, es decir, geométrico. Ya no lo pensaba en términos ni lingüísticos ni lógicos sino geométricos, en términos de la geometría topológica. Dejemos de lado el enfoque lógico y el enfoque topológico y guardemos el enunciado inicial: la cadena virtual de dichos está estructurada como un lenguaje. Ese es el principio. El inconsciente es un saber estructurado como un lenguaje.

El segundo principio se refiere al goce; para entender qué es comencemos de nuevo por el síntoma. Decía Freud: un síntoma es dolor, es pena, es sufrimiento; y agregaba: pero también es una satisfacción porque el síntoma nos evita un dolor más grande. Uno sufre con poco para no sufrir de algo mayor, de un dolor mayor. La teoría del goce, en Lacan, es una teoría difícil porque existen diferentes tipos de goce, pero por el momento digamos esto: el goce es una moneda que tiene dos caras: la cara del dolor y la cara de la satisfacción; el goce es tanto satisfacción como dolor. La palabra 'goce' hace pensar en goce sexual, punto de referencia fundamental para la teoría analítica. Pero no es eso, el concepto de goce va más allá de la idea de goce sexual. Concédame el lector dejar por el momento la idea de goce sexual y acepte simplemente que el goce sea esa mezcla de dolor y satisfacción y que por lo tanto el síntoma conlleva un goce parcial sustitutivo, goce sustitutivo de otro goce mayor que el sujeto evita con el síntoma. Si antes dije: un dolor y una satisfacción parcial para evitar un dolor mayor, ahora digo: un goce parcial para evitar otro goce mayor. De aquí viene el segundo principio fundamental que define y que sitúa este espacio de un goce mayor. ¿Cómo lo sitúa el psicoanálisis? ¿Qué dice el psicoanálisis de este goce-Otro? El psicoanálisis dice: este goce-Otro, este lugar que uno evita, que nosotros los seres hablantes evitamos, este lugar al que no podemos y no queremos entrar, es el lugar del sexo como innombrable; no es el lugar de lo genital; es el lugar, el punto en el que el psicoanálisis no puede decir: "Esto es un hombre, esto es una mujer"; el sexo, para el psicoanálisis, es un lugar que carece de nombre. No es que nosotros no reconozcamos la diferencia entre un hombre y una mujer, anatómica o socialmente. El psicoanálisis dice: desde el punto de vista del goce, no se puede saber si éste es un hombre que goza o ésta es una mujer que goza. El goce no tiene sexo definido. Decir que el goce no tiene sexo definido se puede expresar a través de una fórmula más rigurosa: el goce no tiene ningún significante que lo signifique, es decir, que no hay nombre, no hay significante para "éste es el goce del hombre", "éste es el goce de la mujer". De allí que Lacan haya propuesto una fórmula que en su época hizo escándalo: *no hay relación sexual*. En un principio se pensó que no había relación sexual entre el hombre y la mujer; esto no es cierto, lo que se quiere decir es que no hay relación simbólica entre un significante del goce masculino y un significante del goce femenino. ¿Por qué? Porque no hay significantes de los goces de uno y de otro; porque para nosotros el goce es un lugar que no tiene significantes, es decir, que no existe marca que lo defina; de allí el segundo principio: *no hay relación sexual*.

Estos son los dos principios básicos a los que quería llegar y que hoy me parecen fundamentales. Uno referente al inconsciente: *el inconsciente es un saber estructurado como un lenguaje*; otro: *no hay relación sexual*. Me parecen fundamentales porque los analistas tenemos la particularidad de ejercer un oficio tal que estamos constantemente obligados a reconsiderar lo que son el psicoanálisis y sus principios básicos. Probablemente hace 20 años no hubiéramos dicho lo mismo; probablemente no digamos lo mismo dentro de 20 años. Para mí, estos dos principios definen toda una manera de pensar el análisis. Por ejemplo, definen una manera de pensar la transferencia. En la medida en que reconozca que el inconsciente está estructurado como un lenguaje, entenderé que una interpretación es el retorno, en el analista, de algo dicho inconscientemente en el analizando. Y en la medida en que entienda que no hay relación sexual, entenderé que aquello relativo al goce es un punto opaco para la teoría analítica. Es nuestro límite, es nuestro real, si podemos llamarlo así, es nuestro lugar oscuro. El límite de la teoría analítica es: ¿qué es el goce del hombre? y ¿qué es el goce de la mujer?

Segunda parte

Pregunta: ¿Podemos considerar el placer como contenido dentro del goce?

Respuesta: Pregunta interesante. Me preguntó si podíamos considerar el placer como contenido dentro del goce. Dije que era una pregunta interesante porque me permite abrir un camino que no he abierto hasta ahora. Habría que empezar por una precisión de Freud; para él, el placer es la disminución de la tensión. El placer es atemperar la tensión y, justamente, aquello que atempera la tensión es lo que pone una barrera al goce. Si tuviera que ser esquemático, diría: el placer es bajar la tensión; el goce es la máxima tensión. El goce es el punto máximo en que el cuerpo es puesto a prueba. Quizás el ejemplo más sensible en que el cuerpo es puesto a prueba es el dolor; el dolor es un ejemplo de lo que es un goce, un cierto tipo de goce que se opone al placer. La relación entre el placer y el goce es que el placer es una barrera del goce.

Pregunta: El individuo busca la felicidad, dice Freud; luego elige el dolor; eso no implica que haya alcanzado la felicidad. Entonces, bajo esa forma, ¿placer indicaría felicidad?

Respuesta: Felicidad modesta. El psicoanálisis descubre esto: que finalmente nosotros, los seres hablantes, nos contentamos con poco. La felicidad es extremadamente limitada y la obtenemos con poca cosa. Todo aquello que va más allá de lo poco es lo que el psicoanálisis llama el goce, y en realidad hay una subversión, desde el punto de vista ético, porque a diferencia de ciertas corrientes filosóficas que buscan el soberano bien, el psicoanálisis dice: estamos de acuerdo, el ser busca el soberano bien en la medida en que el soberano bien sea un placer de lo poco; pero ustedes, les diría el filósofo, ustedes consideran que el soberano bien es ese goce-Otro. El psicoanálisis dice: no, el ser hablante no quiere gozar, no puede gozar. El ser hablante es alguien que rechaza el goce; que no puede gozar y que rechaza el goce como instancia mayor, quiero decir, como el goce-Otro, como la cosa del goce al horizonte. Esto es muy importante. Es una diferencia ética fundamental porque finalmente, si ustedes me preguntan qué es un neurótico, yo diría: un neurótico es aquel que hace todo para no gozar; todo lo necesario para no gozar, y por supuesto, una manera de no gozar es gozar con poco. Hay dos cosas con las cuales el neurótico goza para no gozar de algo más allá: una es el síntoma y otra la fantasía. La fantasía y el síntoma son los dos medios a disposición del ser hablante, en particular, el neurótico, para evitar, para recusar, para refrenar el goce. El mejor ejemplo es la histeria. Histérico es alguien que hace todo para llegar a la conclusión de que el goce está prohibido. Por eso se dice que en la histeria hay un deseo insatisfecho.

Ahora aparece la palabra deseo y con ella tenemos tres términos: placer, goce y deseo. El placer es la barrera del goce y el deseo es un deseo que se satisface parcialmente con objetos de placer: uno de ellos, la fantasía, y otro, el síntoma. Me parece importante recalcarlo porque en un principio se puede creer que el deseo es algo que se debe cultivar como lo máximo, como un cierto ideal;

inclusive en ciertos momentos de mi formación creí entender que el deseo era algo que había que cultivar. Hay una frase de Lacan: no ceder en su deseo. Pero en realidad es necesario entender que al desear uno se asegura de no alcanzar a satisfacer ese deseo. Una definición posible del goce, del goce-Otro, del goce al horizonte sería: el goce es la suposición de la satisfacción absoluta del deseo. Para darse cuenta de que esa satisfacción absoluta no llega jamás, lo mejor que se puede hacer es seguir deseando y contentarse con sustituciones, cosas parciales, con pantallas que satisfagan parcialmente el deseo. Ustedes me podrían preguntar: ¿y por qué no hay satisfacción absoluta del deseo; por qué no existe eso? La respuesta que da el psicoanálisis, porque se trata de una respuesta que corresponde a la experiencia del análisis, es ésta: el deseo no será jamás satisfecho plenamente porque nosotros hablamos; y mientras uno hable, mientras uno esté inmerso en un mundo simbólico, mientras uno esté inmerso en un mundo en donde todo significa algo y mil cosas más, jamás podrá llegar la satisfacción plena del deseo, porque de aquí a la satisfacción plena existe un camino de mil y un laberintos, debido al hecho de que yo soy un ser hablante y basta con que realice un acto, diga algo, marque algo, lo más auténtico de uno, y el camino hacia esa satisfacción se vuelve a abrir. Uno vuelve a aproximarse, vuelve a marcar otro acto en la vida y de nuevo se abre otro trecho más. El análisis es un camino no trazado por completo sino un camino que se va haciendo con cada experiencia. Hay una experiencia analítica, hay un punto, y en ese punto se abre un trecho de camino; lo recorre uno hasta otro punto, y en ese punto se vuelve a abrir otro trecho de camino. El psicoanálisis como cura, como camino, es un camino en expansión, porque cuando llega a un límite, el límite se desplaza. La frase exacta sería: el análisis como camino es un camino limitado pero infinito. ¿Limitado? ¿Por qué? Porque siempre hay un límite; pero cuando se llega a ese límite, el límite se desplaza cada vez más allá. Esta es la lógica del desplazamiento que es la misma que puedo aplicar tanto a la satisfacción de mi deseo como a la comprensión de lo que es un trayecto analítico.

Pregunta: ¿Cómo concuerda esto con el hecho de que el síntoma se repita?

Respuesta: En lógica y en la teoría de los conjuntos esto se llama principio de pasaje al límite. George Cantor es quien ha propuesto la idea de un pasaje al límite. Para Cantor el pasaje al límite consiste en que la llegada al límite genere un conjunto infinito. Y según nuestra terminología, uno llega al límite y se abre un camino al infinito. Esta es la lógica de la repetición.

Lo interesante de la repetición no es tanto decir que hay algo que se repite igual. No. La idea habitual que uno tiene de la repetición es la de que va a haber algo que va a aparecer siempre igual en diferentes momentos. No. En análisis la idea sería: la repetición se da cada vez que reaparece eso que nosotros creemos igual pero que sin embargo siempre aparece de manera diferente. Repetición implica repetición de algo que es igual pero que también es diferente; y segunda observación: en la repetición, cuando algo se repite, eso que se repite es único, es uno, y se abre con ese uno un conjunto de repeticiones por venir. Cuando tal paciente cuenta tal sueño en su análisis, en cierto modo está anunciando por el acto mismo de su relato un conjunto virtual de relatos por venir: no de relatos; de discordancias en el relato por venir, de fallas; retomemos nuestra fórmula de antes: cuando ocurre un síntoma, se está anunciando la repetición de futuros síntomas por venir, y ese síntoma es la repetición de otros síntomas ya pasados. Si reúno el conjunto de síntomas ya pasados y el conjunto de síntomas por venir y los abstraigo haciendo un conjunto, me encuentro con dos instancias: el síntoma en el acto y el conjunto virtual de síntomas pasados y por venir. Yo diría que el inconsciente es la cadena virtual, la cadena de significantes reprimidos. Es una cadena infinita pero limitada.

De todas maneras éste es un punto difícil para mí, cada dos años lo pienso de una manera diferente; es toda la cuestión de la relación entre el síntoma y el inconsciente, o entre el significante que aparece y el inconsciente. Hay el problema de una suposición. La pregunta que me hago, que se han hecho otros, es: supóngase que alguien dice un síntoma; entonces ese síntoma anuncia síntomas por venir y repite síntomas pasados; ¿dónde están los síntomas por venir?, ¿dónde están los síntomas pasados?, ¿dónde? ¿En qué cajón están?, ¿dónde está mi pasado? Es una pregunta no sólo de los analistas, es una pregunta también de los filósofos: Heidegger se ha preguntado fundamentalmente qué es el pasado. Los analistas se preguntan dónde está el pasado; es una manera de preguntarse dónde está el inconsciente, qué es el inconsciente. No tenemos una respuesta empírica: tenemos una suposición; es decir, la teoría analítica supone; Freud supuso: hay una represión primaria, que es una idea a la cual hoy nos hemos hecho; pero en realidad si uno hace el esfuerzo de escucharlo como si fuera por primera vez, la idea de represión primaria es una idea casi absurda, es una invención. Freud era un gran clínico, pero cuando especulaba lo hacía como el más grande de los especuladores, es decir, la *Metapsicología* es un texto de una gran especulación, es la pura abstracción, la pura especulación. Lacan hizo una vuelta más, ajustó más la cosa; en lugar de dejarla en lo especulativo, Lacan trató de darle una coherencia mayor, y sin preguntarse qué es el pasado, dónde está, siguió trabajando. Creo que Lacan en ciertos momentos no se pregunta dónde está el inconsciente; avanza y dice: el inconsciente está estructurado como un lenguaje. Eso fue en una primera época, pero no le bastó; siguió y dijo: hay una lógica, pero si uno pregunta: ¿lógica de qué?, él responde: la lógica de significantes. Si se insiste: ¿dónde están los significantes?, es decir, ¿cuál es la dimensión significante?, aparece todo el problema de si el psicoanálisis es una ciencia o no; de cuáles son los criterios de cientificidad; porque los científicos también trabajan así: sin preguntarse si eso tiene o no fundamento, avanzan; cuando hay un problema le ponen un nombre, y con ese nombre siguen, sin preguntarse si ese nombre corresponde a algo o no; pienso que en la empresa lacaniana, en el trabajo lacaniano, hay algo del mismo estilo: Lacan pone nombres y avanza. Al principio uno trabaja sobre los nombres que va poniendo, y llega un momento tal en que uno vuelve para atrás y dice: pero todo esto, ¿qué tiene que ver con las preguntas simples que me formulé? El trabajo del analista es ése: pasar de preguntas simples a preguntas avanzadas, extremadamente teóricas.

Pregunta: ¿Cómo se puede ubicar, respecto del inconsciente, la afirmación de la no existencia de la relación sexual? ¿Qué podría decir acerca de la castración?

Respuesta: Voy a resumir las dos preguntas: la proposición relativa a la inexistencia de la relación sexual y qué relación tiene con el inconsciente y con la castración simbólica. Prefiero no tratar por ahora el problema de la castración simbólica porque va a agregar mucho a lo que ya desarrollamos. Pero, en cambio, quiero referirme a la primera pregunta. Si el inconsciente es una cadena de significantes, se puede decir que el límite del inconsciente es aquel en que falta un significante; ese significante que falta es el significante del sexo. Que no haya relación sexual no quiere decir que no haya sexo ni que no haya sexualidad. La sexualidad está en ciertas palabras. Si al principio dije: la experiencia analítica es una palabra que falla cuando reencuentra el goce, ahora podría decir: la palabra falla cuando la palabra encuentra el sexo. ¿Qué quiere decir "la palabra reencuentra el goce"? Quiere decir, como me lo dijo en el pasado un paciente: "Yo tengo la sensación de que cuando entro aquí —se refería al consultorio— hablo de una manera diferente, las palabras tienen otro peso, las palabras tienen otro valor"; es decir, que una palabra está cargada de cuerpo, está cargada de goce, está cargada de sexo. Pero decir que una palabra está cargada de sexo no quiere decir que nosotros sepamos lo que es el sexo. No es que el sexo no exista para el psicoanálisis, sino que existe como un lugar real.

Pregunta: Retomando lo que usted dijo, ¿el análisis tendría fin o no tendría fin?

Respuesta: El problema del fin del análisis es difícil de resolver y de transmitir porque por un lado es algo simple; se termina el análisis, y el día que se termina uno tiene la sensación de que se terminó algo, y de que se terminó de la manera más simple que se puede terminar, como se terminan las cosas; sin embargo es algo difícil, algo que se nos escapa; porque el final del análisis no es la última sesión; uno puede tener su última sesión, decirle adiós al analista sin que el análisis se haya acabado. El análisis se termina cuando, al desplazar el límite una vez más —y ocurre que ese límite se desplaza fuera muchas veces y mucho tiempo después de la última sesión— el infinito que se abre no es el propio de la transferencia analítica.

Pregunta: Me pregunto: si el goce es el límite de lo teorizable, de lo explicable, ¿cuál es el lugar del goce en la estructura?

Respuesta: La teoría del goce, en Lacan, contiene tres instancias: una es la del goce-Otro como aquello que está al horizonte, como aquello que es lugar que uno rechaza, y al que se tiene prohibida la entrada porque uno habla; es, como dije antes, la satisfacción supuestamente absoluta del deseo. La segunda instancia es la de aquello con lo que uno se contenta parcialmente; es también cierto tipo de goce, es un goce parcial; luego está la tercera instancia: el goce propio relativo a la palabra, al acto, a la significación, es decir, aquello que viene cuando una palabra es dicha, pero dicha con todo, no una palabra cualquiera sino una palabra que es mensaje, una palabra que porta, que es cargada. Esas son las tres instancias: una absoluta, otra parcial y una tercera relativa a la palabra, al significante. Entonces, aquello que está más allá de toda estructura, más allá de todo vínculo social, es ese goce al horizonte, el goce-Otro; y aquello que está en juego en el vínculo social del analista con el analizando, por ejemplo, es aquella instancia del goce que tiene que ver con un goce parcial, relativo a pedazos o a partes del cuerpo: mirar: la mirada es un tipo de goce parcial; el dolor: el dolor es un tipo de goce parcial; la voz: es un tipo de goce parcial. Pero por encima del analista y del analizando, al horizonte de esa relación está ese goce-Otro.

Pregunta: Parece haber en el problema del goce algo sumamente sustancial en la estructura psíquica humana; entonces pregunto: ¿quién es ese sujeto que goza?

Respuesta: Le respondería: yo reconozco mi placer, pero no reconozco el goce: no sé cuándo gozo. Gozo cuando pierdo y nunca se sabe cuándo uno pierde.

Pregunta: ¿Cuál es la condición del sujeto para gozar?

Respuesta: Que ame. Que esté en una relación de amor. El amor es la condición para que haya una pérdida. Pero eso ya nos abre otra problemática.

Pregunta: Usted hablaba de dos componentes del goce: un componente de dolor y un componente de satisfacción. Habló de tres instancias del goce. Me pregunto: ¿cómo se distribuyen esos dos componentes en cada una de las tres instancias?

Respuesta: Justamente, la palabra "goce" es para no distinguir esos dos componentes; con la palabra "goce" se entiende tanto "sufrimiento" como "satisfacción".

Pregunta: ¿Cuál es la relación del psicótico y del perverso con el goce?

Respuesta: De los tres tipos clínicos: neurosis, perversión y psicosis, aquellos que son el goce son los perversos; porque si el neurótico recusa, rechaza el goce, el perverso no sólo lo busca sino que lo gesticula, lo mima. El perverso es aquel que imita el gesto del acto de gozar. Respecto de la psicosis, prefiero posponer la respuesta porque cuando uno se pone a pensar la relación entre el psicótico y el goce, la manera de pensar la estructura psicótica cambia; uno empieza a pensar de otra manera al paciente psicótico.

Pregunta: ¿Qué entiende usted por "ser hablante"?

Respuesta: El ser hablante sufre de ser sexuado. Nosotros somos seres hablantes y mamíferos; somos las dos cosas: un cuerpo que goza y un ser que habla, y toda la cuestión para el psicoanálisis está en esa relación: entre el hecho de tener un cuerpo y el hecho de hablar. No es que nosotros neguemos lo demás. Por ejemplo, decimos que el ser es un ser social, pero como tal no pertenece al campo del análisis. El análisis es un campo extremadamente específico y limitado. Nuestra preocupación no es el ser social, nuestra preocupación es: qué pasa en este hombre, en tanto que habla y tiene un cuerpo que goza.

Pregunta: ¿Qué relación existe entre la filosofía y el psicoanálisis?

Respuesta: Quiero dar esta respuesta con una referencia histórica. Cuando Lacan dio una conferencia en la Sociedad de Filosofía, en el año '60, creo, alguien le dijo: "Finalmente, hay una diferencia entre ustedes y nosotros..., y es que para ustedes la verdad es el neurótico; en cambio para nosotros, filósofos, la verdad es la verdad en la teoría". En efecto, cuando uno trabaja el concepto de verdad puede parecer muy filósofo, pero hay una verdad a la cual el analista está expuesto, y es la verdad de su paciente. La diferencia que se podría establecer –pero que habría que reconsiderar cada vez– entre un filósofo y un analista es que el analista tiene una práctica que lo expone a la verdad y a una verdad no definitiva. Mientras el filósofo enuncia que no hay verdad definitiva, el analista alucina la verdad, la sueña.

Pregunta: Usted afirmaba que el inconsciente colectivo no existe, pero a la vez, la idea misma que está dando acerca del inconsciente está refirmándolo.

Respuesta: Tendría que distinguir lo que es colectivo de lo que es la relación a dos, de lo que es el dos, de la importancia del dos. Colectivo implica muchos y para el análisis no hay muchos; para el análisis, como decía alguien, habría que contar hasta cuatro y ya cuatro es mucho; el inconsciente se juega con la pareja, con el dos.

Seminario Nº 1

Primera parte

Pregunta: Yo quisiera que hiciéramos un seminario. Además, quisiera preguntar algo: ayer usted hablaba del inconsciente estructurado como un lenguaje, pero como el lenguaje no se puede hablar en forma general, mi pregunta es entonces: ¿de qué forma está estructurado ese lenguaje del inconsciente?

Respuesta: Me agrada que en acto usted responda a lo que yo pedía: que fuera un seminario. Déme un minuto, simplemente, para introducir, antes de responder a su pregunta.

Yo no sé bien quiénes son ustedes. No sé. Es decir, no sé si tienen pacientes, si hay más gente que estudia que gente practicando el psicoanálisis, si trabajan en hospitales o en instituciones sociales; desconozco eso pero lo aprenderé a medida que vayamos trabajando. En todo caso, hay en mí la disposición a recibir las preguntas, las cuestiones que ustedes mismos se plantean en su trabajo, tanto en el trabajo con la gente, si ustedes trabajan con la gente, como en el trabajo con los textos, si ustedes leen textos. Alguien me preguntó anoche por qué aceptaba venir a Cali, y por qué acepto ir a otros lugares; por dos razones, y ya lo digo al principio, seguramente al final las razones serán otras. Hoy me diría estas dos cosas: primero, que para mí es una prueba personal porque me permite y me obliga a plantear cuestiones a gente que no conozco; es muy diferente con las personas que siguen mi seminario en París desde hace cuatro años; con ellos sabemos de qué hablamos; el trabajo está; hay una lógica que se establece; para mí es una prueba poder salir de mi lugar cerrado; una experiencia como ésta es romper ese lugar cerrado, no acostumbrarme a la comodidad de una lengua común; dije lengua y no dije lenguaje; ya estoy respondiendo, en parte, a la pregunta que usted me hace. Y la segunda razón es que me gustaría irme cambiando de una experiencia así, es decir, que esta experiencia a mí también me provoque cambios, me provoque efectos.

Pregunta: ¿Podríamos saber más del lugar cerrado, de su lógica?

Respuesta: El primer lugar cerrado del que hablo es el lugar de mis pacientes; y el problema con los pacientes, creo, es que cuando un analista está fuera del sillón, esté con colegas, esté en un control, esté en otra experiencia, siempre enseña; aunque él diga que no enseña, está enseñando; si él habla del análisis está enseñando. Y en segundo lugar, hay un efecto entre el trabajo que uno tiene con los pacientes y ese tipo de trabajo que uno realiza, de hablar a otros. Creo que no podría trabajar con mis pacientes si no tuviera el aire que respiro cuando enseño, cuando transmito; y recíprocamente, para poder transmitir, necesito que después haya gente que venga a hablarme. Creo que hay una relación muy estrecha entre los que me hablan y el hecho de que sea yo el que hable; estoy hablando de mí pero eso vale para cualquier analista que esté confrontado a la experiencia de hablar; y eso hace referencia a la cuestión del espacio del análisis, que es justamente uno de los temas que trabajo actualmente; por ejemplo, una pregunta que se podría hacer es: ¿cuál es la frontera que separa el exterior del análisis del interior del análisis? Supóngase lo que acabo de decir: el trabajo con mis pacientes para mí está en el origen del trabajo de enseñanza. Pregunta que me hago: en el trabajo de enseñanza, ¿uno está en el campo interno del análisis o está fuera del análisis? ¿Cuál es la frontera que divide lo interior de lo exterior? Esta es una de las preguntas que actualmente trabajo: ¿Qué es lo interior, qué es lo exterior? ¿Hasta dónde podemos decir que hay una frontera? ¿Hasta dónde podemos decir que no hay frontera? ¿Qué es una frontera, por ejemplo? ¿Qué es lo que separa algo de otro?

Traté de establecer los dos principios fundamentales que sostienen el edificio teórico del análisis, el edificio teórico y práctico. Cuando digo "sostienen el edificio teórico y práctico", quiero decir que son dos principios que dominan el campo analítico; e insisto, como decía ayer, que esto no quiere decir, por ejemplo, que el concepto de interpretación del analista no pueda ser pensado de la misma manera si uno entendió y está de acuerdo en que el inconsciente está estructurado como un lenguaje, que si uno no está de acuerdo, lo cual no significa que eso sea pensado necesariamente en el trabajo con los pacientes; cuando uno escucha a un paciente, la teoría queda afuera. La cuestión es: ¿cuál es el lugar y la función del analista?

Enunciabamos ayer dos principios: uno, "el inconsciente está estructurado como un lenguaje", y otro, "no hay relación sexual". Con esas dos fórmulas estamos indicando dos concepciones: una, la del inconsciente; otra, la del goce.

Veremos ahora cuál es el concepto de goce que nos lleva a la fórmula "no hay relación sexual" y cuál es el concepto de inconsciente que nos lleva a la fórmula "el inconsciente es un saber estructurado como un lenguaje". Antes habíamos partido del síntoma (cf. esquema 1), a través del concepto de saber y a través del concepto de goce, para llegar a dos principios que erán: "el inconsciente está estructurado como un lenguaje" y "no hay relación sexual".

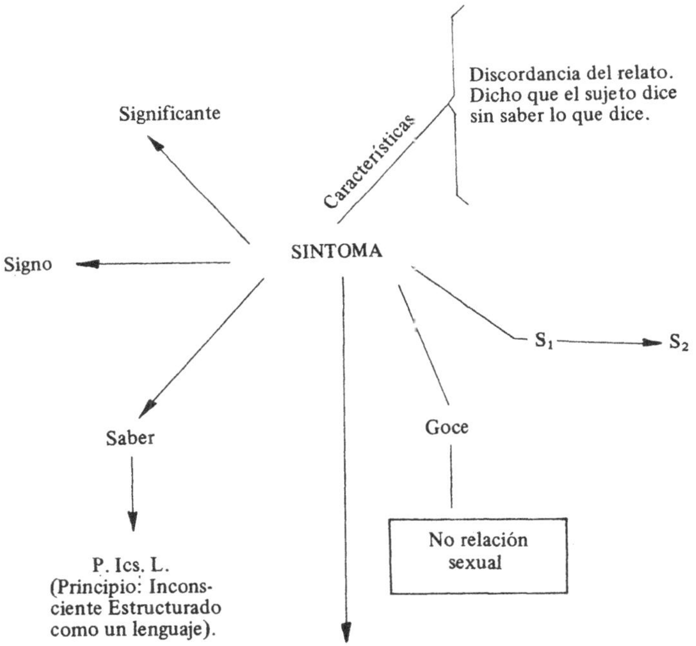

Esquema 1

La barra marca la no relación sexual. Esta es la manera de abordar el problema. Comencé por algo visible, caracterizando el síntoma como una discordancia en el relato. Luego pasé a una segunda característica importante del síntoma: que éste, en tanto significante, es un dicho que el sujeto dice sin saber lo que dice. Antes se dijo "discordancia en el relato", y ahora, "dicho". En realidad se trata de lo mismo, porque un dicho puede ser, en tanto metáfora imprevista en la línea del relato, algo que produce ruptura, discordancia; es algo que vibra. Un dicho puede ser gráficamente representado así:

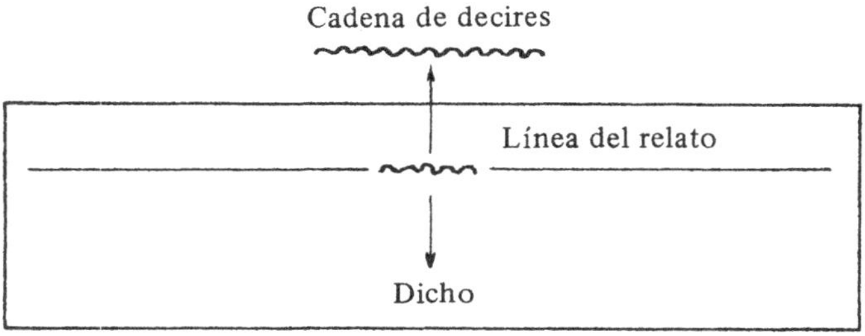

Esquema 2

Es la emergencia en el relato de un elemento discontinuo. Por eso decíamos ayer: vale más un relato mal dicho de un sueño que el sueño mismo. El sueño como relato vale en tanto que sea un relato entrecortado, un relato con dudas, un relato con olvido. El valor de un sueño se reconoce cuando el paciente dice: no me acuerdo, no sé bien; en ese punto hay que prestar oído; no cuando cuenta bien el sueño sino cuando no sabe bien, cuando hay discontinuidad. Un síntoma es la discontinuidad en el relato, y esa discontinuidad siempre *es la emergencia de algo que está fuera de su saber*; es decir, eso que emerge es algo que el sujeto vehicula a pesar de él, fuera de él, a través de él. Por eso un síntoma es un dicho que se dice sin saberlo; un dicho, en tanto significante. La tercera característica del síntoma es la más importante en el trabajo analítico: el síntoma en tanto significante (yo me sirvo de la palabra síntoma, pero en realidad estoy trabajando como si a través del síntoma estuviera definiendo el significante). Un significante, en este caso el síntoma, no es sólo aquello que el sujeto dice y no sabe que lo dice. Se puede explicar en dos versiones diferentes (cf. esquema 2). Primera versión: es algo que está ligado a una cadena de dichos, más correctamente, a una cadena de decires. ¿Por qué de decires y no de dichos? Porque en la palabra "dicho" está el acto mismo de decir. "Decires" significa, en cambio, algo que está por decirse. Son decires que esperan ser dichos o que han sido dichos y resultan ahora virtuales. Yo no sé qué dicho me espera detrás de esa puerta. Yo digo algo y no sé qué discontinuidad va a aparecer esta noche en un sueño, por ejemplo. En una palabra, un decir es un dicho no dicho aún o antiguamente dicho. En cambio, el dicho es algo que está, que tiene valor de acto. La diferencia entre decir y dicho es desarrollada por Lacan, sobre todo en un texto que recomiendo, llamado *El aturdimiento* (Scilicet, número 4). Formulémoslo así: el dicho es la aparición en acto de la cadena de decires reprimidos. Virtual no es la palabra correcta; habría que decir: es una cadena reprimida; es una cadena de decires inconscientes.

Pregunta: ¿Pero todo en un tiempo, en el cual no hay presente ni pasado ni futuro?

Respuesta: Exacto. Ahí viene el asunto: cuando uno empieza a entender la relación que hay entre un elemento dicho y su vínculo con la cadena de decires reprimidos, aparecen varios problemas; dos problemas generales, muy generales: uno es el problema del tiempo y otro es el problema del espacio. Anoche traté de hacer sentir el problema del espacio cuando me preguntaba: ¿dónde está el inconsciente?, ¿cuál es el *lugar*?, ¿en qué cajón *está*? Y aquí, si nosotros estamos de acuerdo con el esquema 2, si aceptamos eso (aceptar y comprender son dos cosas diferentes; yo puedo comprender, pero puedo no aceptar; aceptar significa que no sólo comprendo, sino que me obliga a encontrar una consecuencia, me hace pensar); si se acepta esto, entonces uno llega a preguntarse y a pensar sobre qué tipo de espacio y de tiempo corresponde a esta relación. Por ejemplo, hablemos del espacio: el espacio euclidiano no sirve para esta relación. Si uno quiere pensar esta relación en términos de geometría de medida, no sirve; aun en geometría proyectiva, no sirve. Habría que ver, y ése es un trabajo que queda por hacer, en qué dimensión pensar eso; y también en qué tiempo, puesto que acá el problema del pasado y del futuro se borra.

Entonces, primera versión: es la relación entre un dicho, un dicho uno, y una cadena de decires. Segunda versión: en lugar de proponer la relación entre un dicho y la cadena reprimida, inconsciente, de decires, formulémoslo de otra manera: si hay un dicho, ese dicho anuncia su repetición; si hay un dicho, puedo pensar, puedo estar seguro que va a aparecer otro, y así sucesivamente; es decir, que la relación entre un dicho y la cadena de decires puede interpretarse en el ángulo de lo que en psicoanálisis se llama repetición; es decir, la cadena no es una cadena estática, es una cadena que se desplaza, es una cadena en movimiento, es una cadena repetitiva. Hoy aparece tal dicho, tal síntoma, pero mañana aparecerá otro síntoma en el mismo lugar, en el lugar del 1; porque ya el dicho va a estar olvidado, aparecerá otro síntoma diferente, pero en el mismo lugar del 1; es como si la cadena –y esto es una imagen intuitiva muy mala, pero me sirve para poder explicarme por el momento– enviara cada tanto un elemento a la superficie.

En realidad yo estoy hablando; ésta sería la tercera versión, la versión más freudiana de decir esto, de la relación entre lo reprimido y el retorno de lo reprimido. El dicho es el retorno de lo reprimido, y la cadena es el conjunto de elementos reprimidos.

Pregunta: ¿Podría decirse que la prescripción de un dicho posibilita la aparición de nuevos dichos?

Respuesta: ¿Por qué utiliza la palabra "prescripción"?

Pregunta: Porque termina. Es decir, no reaparece; el que ocupaba la posición de S_1 no reaparece posteriormente sino que posibilita la aparición de otros S_1.

Respuesta: Exacto. Estas dos versiones, estas tres versiones, con la razón freudiana, son una manera general de abordar el problema. Lacan procede como se procede muchas veces en ciencia. Así: hay un problema, no se lo entiende bien, se le pone un nombre y con ese nombre se sigue avanzando. Se le pone una letra, se lo nombra. Hay algo del orden del padre en el trabajo de la investigación; es ponerles nombre a las cosas opacas; y con un nombre uno sigue trabajando y la cosa opaca progresivamente deja de ser opaca. Henri Poincaré decía siempre eso; el paso más difícil en la investigación es saber poner el buen nombre en el momento preciso. Yo diría que Lacan, en lugar de quedarse como Freud hablando de represión, de retorno de lo reprimido, escribe, pone números, nombres; un nombre implica siempre una escritura; escribe. ¿Qué escribe? Dice: este dicho lo vamos a llamar S_1 porque es 1, siempre 1; y S, porque S es un significante. Y el conjunto de decires, de elementos encadenados y reprimidos, Lacan lo va a escribir S_2; S_1 y S_2; S_1, el elemento que aparece; S_2, la cadena de decires reprimidos. Cuando empleamos la expresión "decires", podemos también traducir por "significantes"; "significantes reprimidos"; "cadena de significantes reprimidos". Cuando uno escribe así, entonces es como si ahora dijera: "Bueno, empecemos de nuevo; olvidémonos del sentido". Con dos instancias así, S_1 y S_2, se empieza a trabajar como si se tratara de una lógica. Uno se olvida del significado de cada término, pero no se olvida de algo muy importante; no me olvido de que S_1 es de lá dimensión del 1 ni de que S_2 es el de la dimensión del conjunto. Entonces aparece aquí toda una lógica de la relación entre el 1 y el conjunto; el 1 es, en relación con el conjunto, un elemento excluido del conjunto; hay una cadena y hay un elemento que va afuera, a la superficie.

Ahora bien, en lugar de hablar de cadena y de superficie se puede decir que hay un conjunto y un elemento que aparece afuera, excluido. Esto nos hace definir el conjunto como un conjunto menos 1. Así, éste será un conjunto abierto menos 1, y este elemento S_1 va a ser siempre un 1 en más o un 1 en menos. ¿Qué quiere decir en menos? Quiere decir que siempre está afuera. Insisto, el conjunto menos 1 es un conjunto abierto; el 1 en menos, o el 1 en más, significa que el 1 está en exceso.

Antes de desarrollar más allá la lógica del significante, quisiera explicar cuál es la tercera característica del síntoma como significante: un significante siempre está en relación con otro significante. Hay una consecuencia muy importante en el trabajo clínico con los pacientes. Aceptemos primero esta idea: un significante es *siempre significante para otros significantes*. Un significante siempre es un elemento ligado a una cadena de significantes. ¿Cuál es la consecuencia clínica? Que un significante *nunca* es significante *para una persona*; es decir, que el elemento significante conserva una conexión que está por encima de que yo lo emita como paciente o que lo interprete como analista. Un significante está destinado a otros significantes.

Tomemos este ejemplo: un síntoma es significante y un síntoma es signo; como signo yo lo interpreto, yo lo sufro; veamos el caso del paciente que me viene a consultar porque se pone rojo cuando ve a una mujer joven y agradable; siente que se pone rojo y se le calienta la cara; es lo que se llama, en psicoanálisis y psiquiatría, eritrofobia, síntoma de eritrofobia. Cuenta que va al bar, se sienta a tomar café y de pronto, cuando reconoce la presencia de una mujer, tres mesas más allá, siente que se sonroja y que la gente lo mira. Eritrofobia es el síntoma de una fobia. El analista, ¿en qué se interesa? Primero, en cómo cuenta lo que le pasa; segundo, en qué eventuales fallas, tropiezos o dificultades va a tener en la manera de decirlo; y tercero, en particular, importa reconocer los efectos de su síntoma en uno mismo durante el curso del análisis. Un significante puede ser que estemos en la sala de consulta y él me haga el gesto de las palmas hacia arriba; hasta este gesto puede tener importancia significante. ¿Qué quiere decir que tiene una importancia significante? Quiere decir que hay algo en el síntoma de la eritrofobia que él ignora y que yo ignoro; hay algo del orden de la repetición de "su propio deseo" que se repite a través de "mi" deseo. Supongamos a un analista que se diga: "Claro, uno se pone rojo como un pene; uno se pone tan rojo como un falo"; es el mismo tipo de analista que cuando ve el dibujo de un niño que hace un barco con un mástil, se dice: "Esto es el falo"; este tipo de analista no es el mío. Supongan ahora una interpretación más fina: este síntoma, se diría el analista –lo que no significa que se lo diga al paciente–, la eritrofobia "en realidad representa en este paciente una posición femenina respecto al padre"; tendría que explicar detalladamente cómo llegó a esta conclusión, pero es más rigurosa y más justa que la precedente caricatura de interpretación. Pero aun así, con una interpretación grosera o con una interpretación fina, el carácter significante del síntoma se le escapa al analista y al paciente también.

Insisto: un significante es aquello que resiste a todo sentido; el significante no está destinado a que se le dé sentido; el significante es algo que funciona por encima de quienes puedan interpretarlo y del sentido que pueda darle el analista o el analizando. Porque cualquier persona le puede dar todos los sentidos que quiera, pero eso no puede impedir que a los cinco días este paciente entre en un bar y aparezca la eritrofobia nuevamente (a los cinco días o a los años de análisis). Esto es fundamental respecto de lo que es un significante. ¿Por qué no quedarse con la definición lingüística, filosófica, abstracta, del significante? Podemos elaborarla, podemos trabajarla; *pero no perdamos de vista el alcance clínico de lo que es un significante*. Quiero decir, que en cuanto usted interpreta un significante, el significante deja de ser significante y pasa a ser signo.

Corrijo un poco; no quiero decir que el significante deje de ser significante; el significante seguirá siendo significante, pero, digámoslo así: desde el momento en que usted interpreta un significante, el significante deja de ser significante y pasa a ser signo para usted; porque desde el momento en que un significante es significante para alguien, es signo; ya no es significante.

Pregunta: Pero intrínsecamente sigue siendo significante.

Respuesta: Así es.

Y es esto lo que hace afirmar que el síntoma tiene dos caras: una cara signo y una cara significante. ¿Por qué? Porque el síntoma es interpretado siempre; siempre se le da un sentido, y el primero que le da el sentido es el paciente que sufre. Y si el paciente no dice por qué sufre, hay que preguntarle: "¿Qué idea se hace usted de lo que le pasa?", "¿por qué le pasa lo que le pasa?" Cuando formulo estas preguntas, estoy pensando no sólo en las primeras entrevistas sino sobre todo en esos análisis en los cuales, al cabo de cierto tiempo, el paciente está como dormido, como si hubiera una monotonía, como si no hubiera más deseo ahí; el paciente viene y habla y siente que no está más en lo que dice y que el analista, al mismo tiempo, tampoco está. Por ejemplo es en ese tipo de contexto, de coyuntura, en la que pienso cuando digo que a veces es necesario preguntar: "¿Qué ideas tiene?"; es decir, incitar al paciente a que haga la teoría de por qué sufre. En la medida en que él esté hablando y pensando en la teoría de por qué sufre, ahí empieza o continúa o se despierta lo que es el amor; el amor es..., no sé si podría definirlo como un sentimiento, pero digamos: sí, es un sentimiento recíproco que se crea, se cultiva, con las palabras: mientras más hable uno, más ama al que se habla. Y todo el problema del análisis está ahí. La pregunta que nos podemos hacer es: ¿cómo se explica que alguien hable y ame a aquel que está detrás, independientemente de todo encanto físico o personal?

Con esto me refería a la cara signo del síntoma. Un significante es significante para otros significantes. A esto apuntaba. Intuitivamente hablando, un significante pasa por encima de las cabezas de la gente. *Un significante representa al sujeto para otros sujetos significantes*; ésa es la fórmula de Lacan. Un significante es significante para otros; es aquello que representa al sujeto para otros significantes. Dejemos esto de que representa al sujeto y guardemos simplemente esta idea que me parece muy importante: un significante *es siempre significante para una cadena de significantes, con la cual el significante está ligado, articulado*.

Y cuando se dice la imagen intuitiva de que los significantes pasan por encima es que el significante, cuando se repite, como yo decía: 1 – 1 – 1, entonces decimos: un significante es siempre significante para otros significantes, entonces, S1 ⟶ S2. Toda esta cuestión tiene un corolario clínico muy importante que es relativo al problema de la intervención del analista, de la interpretación, que será desarrollado más adelante. En cierto modo ya se ha descrito la actitud del analista respecto de las cosas que él se cree empujado a interpretar.

Ahora, S_1 está de significante para S_2 ($S_1 \longrightarrow S_2$); esta flecha también puede indicar la palabra repetición. En esta relación de S_1 para S_2, en la que un significante es significante para otros significantes, puedo decir: en esta relación de un significante para otros significantes se juega el mecanismo, el movimiento de la repetición.

Si hasta aquí ustedes, como un fondo intuitivo, se han hecho la idea, la imagen, de que en todo eso estoy hablando de una persona, ahora rompamos el espacio individual y digamos: no es necesario que esta repetición aparezca en la misma persona; el hecho de que ese significante de la eritrofobia se repita, podemos expresarlo de otra manera: en la medida en que esa persona, ese paciente, esté en una relación transferencial con su analista, puede suceder que la repetición del significante, de su síntoma, ocurra no en el propio paciente sino en el analista; y si se acepta eso, entendemos cómo funciona el inconsciente; la repetición no es una repetición en el interior de la unidad imaginaria llamada individuo. En esta concepción rompemos con tres ideas intuitivas; una, la del tiempo cronológico; otra, la del espacio euclidiano; la tercera, la de la supuesta unidad de una persona. Y el inconsciente, si uno lo va trabajando, lo va pensando, lo corrige, cambia, avanza, escucha a los pacientes, piensa, trata de que el concepto de inconsciente le diga algo en el trabajo con los pacientes –y ésta es una cuestión, yo diría, ética–, poco a poco es como si se fuera desdibujando el problema del tiempo cronológico, del espacio euclidiano y de la unidad, digámosle para poner un nombre, de la unidad yoica de la persona.

No nos referiremos más en términos de persona, ni en términos de tiempo pasado, futuro y presente; tampoco se hablará de espacio euclidiano, de un cajón. Tenemos que empezar a pensar de otra manera. Y esto no es una cosa de Lacan solamente; a mi entender, a medida que uno va trabajando esto, se da cuenta de que otros lo han ido pensando, y cuando el analista tiene ya cierta experiencia se plantea forzosamente este tipo de problemas. Por ejemplo, Bión plantea de manera distinta a la de Lacan: ¿cuál es el tiempo de la interpretación? y ¿en qué espacio? Me hubiera gustado que Bion profundizara estas cuestiones, pero pienso que las preguntas valen ya por el solo hecho de ser formuladas; se limita solamente a preguntarse: ¿por qué no pensar el espacio del análisis como un espacio galáctico? Es insuficiente, pero con esto quiero hacerles sentir que no es algo solamente lacaniano; yo creo que es una problemática propia del trabajo de analista.

Con esto quiero decir que no es una problemática caprichosa, metafísica y abstracta. Es una problemática que surge por ejemplo cuando uno cuestiona el trabajo con los pacientes y su relación con la enseñanza: ¿qué relación tiene el estar enseñando con el paciente que me hablaba de la eritrofobia?, ¿dónde está, qué relación tiene el hecho de que yo relate el caso de este paciente con la experiencia transferencial con él? Hay un océano de por medio y, sin embargo, desde el punto de vista del espacio psíquico estoy en una relación íntima. Hay una diferencia de dos años –porque esto me lo dijo el paciente hace un tiempo– y sin embargo esto aparece como una inmediatez de tiempo que no tiene nada que ver con el tiempo del reloj. ¿Dónde está el adentro? ¿Dónde está el afuera?

Segunda parte

Pregunta: Cuando interpretamos el significante, se convierte en un signo; ¿en qué medida ese significante, pienso yo, en vez de convertirse en un signo, se mantiene significante? Lo que trato de cuestionar es realmente si ese significante seguirá allí.

Respuesta: El significante seguirá allí como significante, independientemente del analista y del paciente a condición de comprender que el significante es una categoría formal y no ontológica ni descriptiva. Es como si usted preguntara acerca de la subsistencia del número "3" o del número imaginario "i". El "3" o el "i" seguirán allí independientemente del matemático que los interpreta, pero estrechamente dependientes del cálculo al que pertenecen.

Pregunta: ¿De qué manera un síntoma como la eritrofobia puede repetirse en el analista?

Respuesta: (Sonrojándose.) Ahí está. Ya respondí.

Hablando de este paciente, por ejemplo, o como me acaba de suceder, identificándome; en un primer momento yo no entendía ese asunto; cuando uno trabaja como analista entiende una cosa: alguien que está ahí acostado, el paciente, se queja, le habla, y uno escucha; bien o mal uno trata de aclararle algo relativo al camino que lleva, y uno cree que el análisis es una profesión... Finalmente, la vida del analista –y esto no es un problema de héroe ni de mártir– es una cosa que hay que saber cuando uno trabaja como tal, y si uno acepta esta idea de lo que es la transferencia, no el amor de transferencia, sino la transferencia analítica, entonces hay que empezar a pensar qué cosas que le ocurren al paciente se repiten en uno; no de la misma manera, toda la cuestión está allí: no iguales. Su pregunta es buena. En el analista hay diferentes tipos de repetición de un síntoma del paciente; por ejemplo, lo que me sucedió hace un instante; Freud diría: es una identificación con el paciente.

Con su pregunta quiso decirme: ¿cuál es su vida?; ¿cuál es el síntoma? Pero, ¿qué relación hay entre el síntoma de dictar un seminario y el síntoma como discordancia en el relato? En verdad, un síntoma puede ser también un acto del que uno ignore su alcance; y puede ser que en este acto venga la reaparición, en el analista, de algo relativo al trabajo con tal paciente. No siempre, por no decir casi nunca, se puede seguir el hilo del significante; el significante deja de ser significante porque en el momento en que se sigue el hilo del significante se convierte en signo; y esto no es una cosa, no es una pirueta metafísica; es como si yo dijera: "Interpretemos, pensemos, démosle sentidos a las cosas, pero, pero sepamos que por encima y por afuera del sentido que se les da a las cosas, las cosas siguen solas"; no las cosas, no los objetos, sino las inscripciones significantes de los objetos; es decir, aquello que es inscripto en uno. Entonces, el retorno en el analista, la repetición de ese síntoma de eritrofobia en el analista, puede ser enseñar, puede ser sonrojarse, y puede ser, inclusive, una buena interpretación. Y creo que esto abre toda una ética, hay un problema ético del analista, del trabajo del analista, es decir, que el analista no puede creer que en el consultorio está el mundo del paciente, y que cuando uno no está en el consultorio, no está con el paciente; es falso. Y de allí la importancia de la mujer del analista; porque es una relación sintomática que hace de barrera, de dique frente a la repetición de síntomas de sus pacientes. La mujer sería como un dique que abre y cierra, permite filtrar. En última instancia, si aceptamos la idea del inconsciente como repetición, entonces concebiremos la función del analista y las incidencias en su vida de una manera totalmente diferente.

Por eso se dice, como lo hace Lacan: no hay metalenguaje; la fórmula es "no hay Otro del Otro". ¿Qué quiere decir eso? Es una versión de la misma fórmula. No hay metalenguaje; ésta es una frase de Lacan que no había escapado a Wittgenstein. Esto de que no hay metalenguaje quiere decir que no hay un lenguaje meta y un lenguaje objeto. ¿Por qué? Porque desde el momento en que un lenguaje quiere hablar de un lenguaje objeto, el metalenguaje falla; nunca se cierra correctamente, por eso "no hay metalenguaje", quiere decir que el metalenguaje no escapa a una falla que lo continúa en lenguaje objeto. En realidad, no hay ni metalenguaje ni lenguaje objeto.

Entonces no hay manera de hablar del inconsciente sin que uno se reconozca afectado por el inconsciente. ¿Qué quiere decir? Quiere decir que si uno reconoce que el inconsciente tiene efectos, esos efectos alcanzan cualquier palabra e inclusive la palabra que hable del inconsciente. Concretamente: un analista que se pone a hablar del inconsciente de una manera perfecta no está hablando del inconsciente. Un analista que no se pone colorado no está hablando del inconsciente. "No hay metalenguaje" significa que no hay lenguaje cerrado e inalcanzable que hable del inconsciente; *porque el inconsciente quiere decir que todo lenguaje es un lenguaje discontinuo*; todo lenguaje es un lenguaje que marca la aparición del inconsciente. No hay palabra que no esté afectada por el inconsciente; me refiero a la palabra con peso. Entonces, "no hay metalenguaje" significa "no hay manera de hablar con peso, con palabras que tengan sentido, del inconsciente, sin que esa palabra sea una palabra afectada por el propio inconsciente". Por eso se dice "no hay metalenguaje"; y esta idea de metalenguaje es una noción de lógica; son los lógicos quienes inventaron esta diferencia entre un lenguaje objeto y un metalenguaje. Los psicoanalistas no son lingüistas; los psicoanalistas no son lógicos tampoco, lo que no significa que los psicoanalistas no estudien lógica y que no estudien lingüística; no soy un lógico; si fuera un lógico, me preocuparía por la *construcción* de la proposición. Si soy psicoanalista, me pregunto, ¿en qué esta proposición está afectada por el inconsciente? El lógico haría un trabajo de relación lógica entre proposiciones. El analista se pregunta: ¿cuál es el sujeto que está detrás de estas proposiciones? La diferencia entre el psicoanálisis y la ciencia es que el psicoanálisis considera que el sujeto es central, es la materia de su trabajo, mientras que la ciencia, el discurso de la ciencia, considera al sujeto como forcluido, excluido, rechazado. La ciencia rechaza al sujeto, es decir, no se pregunta qué pasa con el deseo del científico; a la ciencia lo que le interesa es en qué medida hay gente, cualquiera, que trabaja una fórmula; y más aun, hablando en términos matemáticos, ya ni siquiera la gente que trabaja la fórmula sino cómo la fórmula sola se va desarrollando; sería el carácter significante de la fórmula; porque la fórmula termina siendo un cálculo, termina siendo algo que se desarrolla, como si fuera un desarrollo propio; no importa quién hace progresar el cálculo; hasta se podría decir que el cálculo es un buen ejemplo de significantes, pero significantes sin sujeto. ¿Por qué el cálculo es un buen ejemplo de signicantes? Porque el cálculo no tiene sentido; porque uno no lo interpreta con sentido, no le da sentido, no le encuentra vida detrás; lo que interesa detrás del cálculo es que el cálculo siga; lo que encuentra detrás del cálculo es la aparición, la inclusión de un nuevo elemento en él y los resultados nuevos que puede provocar. La diferencia entre el significante como cálculo y el significante del que estamos hablando nosotros es que en el significante como cálculo no hay sujeto que nos importe; en cambio, en los significantes que nosotros pensamos, aunque tengan ese carácter de sin sentido, el psicoanálisis encuentra un sujeto detrás del sin sentido; esto de "detrás" habría que corregirlo; aceptémoslo así por el momento. Hay un sujeto para nosotros; para la ciencia no lo hay. Este es nuestro punto de vista, con el que el científico probablemente no estará de acuerdo.

Pregunta: ¿Sería la misma proposición de lo que Lacan llama "el sujeto descentrado", la diferencia entre individuo y sujeto?

Respuesta: Sí. Los psicoanalistas, desde su punto de vista, consideran el discurso científico como un discurso que excluye, que forcluye; ¿por qué no utilizar ese término?; en el libro *La voz y la interpretación*, utilizo forclusión, en español, porque me pareció que el uso lo ha llevado a la lengua española; ¿por qué no aceptarla?; entonces habría que decir "el sujeto forcluido"; es decir, *el sujeto no está* en el discurso de la ciencia.

Ahora, su pregunta es: ¿de qué sujeto se trata?; ¿se trata del individuo?, ¿se trata de qué sujeto? La unidad yoica está rota con la concepción del inconsciente. Entonces hay que pensar en otro tipo de individuo, distinto del individuo que tiene un nombre y que está limitado por un cuerpo, por una piel. Ahí tendríamos que entendernos sobre la diferencia entre sujeto e individuo.

Pregunta: Si los significantes constituyen una cadena que se estructura de acuerdo con sus propias regularidades, que no son ni las del espacio ni las del tiempo ni las del supuesto sujeto, entonces la pregunta es: ¿en qué lógica formalizar esos procesos de la estructura significante?

Respuesta: Volvería a esto (esquemas). Hay algo que confunde, y es que en particular en la teoría lacaniana hay todo un trabajo de ir y volver; entonces uno va y dice: "Nosotros no somos lógicos"; y uno vuelve y dice: "¿Pero qué nos enseña la lógica?" Esto es muy importante; el discurso analítico es diferente del discurso científico; sin embargo, el psicoanálisis está atento a lo que pueden enseñarle otras disciplinas para pensar lo que a nosotros la experiencia de los pacientes nos indica. Ejemplo: la experiencia de los pacientes me indica que el sujeto está hablando, de pronto se detiene, y dice: "¿Se da cuenta de lo que dije?" Esa sorpresa, esa vuelta sobre sí es un hecho clínico; allí hay una pregunta: ¿quién sabe, quién sabía que había que decir esa palabra para que el paciente mismo volviera sobre sí y se cuestionara? A partir de esto que dice sin saber, de algo que va más allá de su propia conciencia, el sujeto se interroga; éste es el hecho clínico. La teoría lo piensa de otra manera; dice: "Claro, allí hay un significante ligado a una cadena de significantes". ¿Y qué nos puede enseñar la lógica, de la relación entre un significante y la cadena de significantes reprimidos? La respuesta a su pregunta sería: en la teoría lacaniana hay tres influencias lógicas: una es la teoría de Frege, otra es la de Peano y, finalmente, la tercera, es la teoría de los conjuntos, en particular, la concepción de Cantor; son tres momentos en la evolución de la lógica y no son tres concepciones sobre un problema, son tres problemas diferentes; por ejemplo, la teoría de Peano va a considerar el problema del sucesor y del cero; la diferencia entre cero y sucesor. En Cantor, lo que hay es la comprensión de un conjunto como conjunto y los dos principios que él establece: el principio de engendramiento y el principio de freno o de limitación. Y en Frege, sobre todo, la diferencia que hay entre el concepto y el objeto.

No digo que nosotros apliquemos estos principios; digo que nos servimos de ellos; y ése es un reproche que se le ha hecho a Lacan muchas veces: por ejemplo, el uso que él hace de los cuantificadores lógicos es un uso absolutamente personal y, como diría el lógico, absolutamente bruto. ¿De dónde saca Lacan esto que inventa? Fundamentalmente hay dos cuantificadores lógicos: uno que se llama la *existencia*, y otro que se llama cuantificador *universal*: uno, que es una E invertida (∃), y otro que es una A invertida (∀). Ahora bien, en lógica no hay ningún símbolo, por ejemplo, para negar el cuantificador y, sin embargo, Lacan inventa una barra sobre las dos letras para negar el cuantificador.

Es toda una manera de pensar la importación de conceptos de una disciplina a otra; respecto de la más reciente elaboración sobre la teoría de nudos parecería que, en la manera lacaniana de maltratar el concepto de nudo borromiano, Lacan, a pesar del maltrato, ha hecho un avance en el concepto y en la teoría de los nudos borromianos, que no habían hecho hasta ahora; queda por verificar. Siempre hay una manera de maltratar el concepto que viene de otra disciplina; por ejemplo, el concepto de significante.

Pregunta: Ese efecto positivo de lo significante, o negativo, ¿puede tener que ver con la función nombre del padre, respecto de su función de denominar y sostener?

Respuesta: Sí, porque aquí lo que está haciendo es nombrar; esto es una manera de nombrar; pone un nombre; a algo que no lo tenía; aquí había algo, que es una existencia, un cuantificador de existencia. La (∃) invertida significa "existe"; (∃) X, "existe X"; ponerle una negativa, ($\overline{\exists}$), "no existe"; ($\overline{\exists}$) X: "hay una X que no existe", etc. La función paternal corresponde a la función de nombrar, dar un nombre. Daba el ejemplo del significante: el significante, en lingüística, no tiene nada que ver con el concepto de significante en Lacan.

Hace ya varios años un lingüista escribió que Lacan se servía del término significante porque había leído superficialmente, en diagonal, la obra de Saussure. Y Lacan le respondió diciendo: "¿En diagonal? Habría que ponerse de acuerdo sobre qué quiere decir para usted 'leer en diagonal'; si 'leer en diagonal' significa 'leer por arriba', no es cierto; si 'leer en diagonal' significa que utilizo el mismo sistema de la diagonal para establecer la relación entre el conjunto y el orden, es decir, el sistema de Cantor que le permitió descubrir el número transfinito, entonces sí, sí he hecho un trabajo en diagonal". Y es cierto, porque precisamente en el trabajo de Cantor lo que éste ha hecho es poner en correspondencia el conjunto de elementos y el conjunto ordinal en una correspondencia en diagonal, lo que lleva a inventar un nuevo elemento, que es el Aleph, la letra Aleph que va a definir el número transfinito. Entonces, *una lectura en diagonal lleva a producir un elemento nuevo*. Y

Lacan le dice: "Si lo que usted quiere decir es que yo leí a Saussure con el mismo sistema de Cantor, que me llevó a producir un elemento nuevo, es cierto, porque el concepto de significante que me llevó a producir es un concepto que no estaba en Saussure; es un elemento nuevo". Desde el punto de vista epistemológico hay todo un trabajo de importación de conceptos, de maltrato de conceptos; "maltrato", visto desde el campo autóctono de donde los conceptos provienen y que hace que haya elementos creativos.

Pregunta: ¿La diagonal sería una lógica ya establecida, y a partir de esta base creamos un método que nos da un elemento nuevo?

Respuesta: ¿Usted quiere confirmar que sin ser lógicos nos valemos de la lógica? Sí. En cuanto al concepto de pasaje al límite a mí me hizo falta leer un texto de Cantor para entender qué quiere decir que un lugar está limitado y sin embargo es infinito.

Es gracias a Cantor que pude entender eso: que puede haber siempre límite pero que eso no implica que esté cerrado; que no hay que confundir con la idea del espacio no euclidiano lo que llaman un tipo, una variedad de espacio, de Riemann, que es un espacio finito e ilimitado; son dos cosas diferentes; una cosa es algo que es limitado e infinito, y eso hay que pensarlo en términos de una secuencia de números, es decir, infinita y limitada. El concepto de Cantor es diferente de este concepto de álgebra de estudiante de secundaria, que es el de que cada vez hay un límite, el límite abre un conjunto infinito, y luego tenemos una tercera cuestión que ya no se refiere al álgebra ni a la teoría de los conjuntos, que se refiere al espacio y que utiliza los mismos términos –pero no tiene nada que ver– que es pensar un espacio finito e ilimitado.

Pregunta: Volviendo un poco a otro lado, el síntoma, en cuanto significante, aporta un saber sobre el inconsciente; sin embargo, si el síntoma es interpretado, escapa como significante, pero si no es interpretado, también se escapa; entonces, ¿cómo aprehender la noción de un saber inconsciente?

Respuesta: el saber del inconsciente no es un saber que nosotros aprehendemos. El inconsciente como saber es más que una hipótesis, casi una tesis, y mejor todavía, un principio; o aun, un axioma, es decir, que nosotros no conocemos el inconsciente; no lo agarramos; el inconsciente no es tangible pero es tan intangible como el número imaginario; la pequeña *i*; es inaprehensible; nosotros le ponemos un nombre. ¿Freud qué hizo? Ponerle un nombre. Freud fundó, Freud nombró; Freud puso un nombre y dijo: "Aquí hay otro saber; vamos a ponerle el nombre de inconsciente"; ésta es la parte loca del padre; un padre es loco cuando no teme fundar; cuando el padre funda hay algo de la locura, hay algo de lo loco del padre, en fundar, en nombrar; y hay algo de insensato en Freud al haber dicho con certeza: "Esto es el inconsciente"; no en el sentido de que él retomó el término de Hartmann (porque el término inconsciente existía en Hartmann y existía también en Bergson) sino que le da una consistencia, lo nombra con una consistencia. No dice: "Aquí está el inconsciente", dice: "Aquí está el inconsciente y nosotros lo suponemos como una cadena de representaciones"; incluso dirá: "Nosotros nos hacemos dos concepciones del inconsciente, o inclusive tres: una dinámica, una tópica y una económica". Empieza a crear, da consistencia; un nombre da consistencia; es un tipo de nombre que da consistencia; nombrar no es cualquier cosa; nombrar significa "nombrar para dar consistencia". Y muchas veces la interpretación de un analista es eso: nombrar; una buena interpretación es ponerle un buen nombre a lo que está pasando; éste es el problema, sin pensar demasiado; una interpretación no es una cosa calculada, reflexionada, pensada, que uno se prepara a asaltar; una interpretación es un nombre que uno salta; es el salto de un nombre; es un pasaje que uno hace, un salto, un franqueo; es saltar un río, pasarlo, atravesarlo; franquearlo, franquear me gusta porque es atravesar; uno se moja, uno atraviesa. Y en el nombrar con la interpretación hay algo del orden de ese exponerse.

Ahora bien. Esto no significa que uno sepa cuál es el saber inconsciente. Su pregunta abre otro capítulo, que caricaturizándolo es esto: supondría un personaje frente a mí que me dijera: "Bueno, si el significante se repite solo, si está ligado a una cadena, si resiste a todo sentido que se le otorgue, si va más allá de la mirada, del conocimiento, del pensamiento, bastaría con que el analista se quedara sentado en el sillón, dormido, puesto que el significante hace solo su camino. Esto es lo que podría ser una réplica caricatural de una conclusión de la función del analista, a partir de la concepción que nos hacemos del significante. En primer lugar hay que poder dormir; uno puede creer que duerme hasta que de pronto sueña, y cuando sueña uno cree que duerme hasta el día en que se pone rojo, como me pasó a mí, lo cual es el retorno en uno de algo que se impone. En este caso fue el trabajo de analista, y ese enrojecimiento la prueba de que, en algún lado, los significantes funcionan; es decir, que hay que poder dormirse, lo que no quiere decir que uno no pueda, sino que si uno duerme y tiene la suerte de soñar, a veces sueña y con el sueño –yo pienso en el sueño en tanto que alucinación– uno alucina, y la alucinación tiene que ver con lo que está trabajando con su propio paciente; ésta es una primera respuesta, es decir, hay que poder dormir. Y la segunda respuesta que le daría es que el significante no funciona, en todo caso no funcionará en la relación si ésta no es de amor transferencial; y para que haya una relación de amor transferencial hace falta que en ciertos momentos el analista intervenga. Las respuestas son dos; una, que hay que poder no intervenir porque las cosas se le imponen a uno; la otra, que hay que intervenir para sostener la relación transferencial que está en juego. Es así como ya no se trata de comprender el saber inconsciente; yo no busco comprender el saber inconsciente. A lo que finalmente se reduciría la relación analítica sería a sostener, a mantener, a asegurar que la repetición siga; finalmente, un analista hace eso; asegura el movimiento de la repetición significante, que es un modo de decir que el analista mantiene vivo el deseo. Y toda la cuestión está en pensar cuál es la función del analista en relación con esta función general, que es la de entretener, la de sostener, el deseo; y allí aparece el problema del silencio, de la interpretación, el de cómo terminar una sesión, y aparece un problema general, el de la transmisión de todo esto, que es el trabajo del analista.

Pregunta: Hasta donde he entendido, el inconsciente no sería aprehensible; sin embargo se parte del principio de que funciona como un lenguaje, estructurado como un lenguaje; entonces, ¿no hay una contradicción con lo que está estructurado, tiene unas leyes de estructuración y a la vez es inaprehensible?

Respuesta: Sí, pero son leyes de una estructura que yo supongo, que infiero; podemos desafiar a cualquier analista a que nos afirme que él conoció el inconsciente. Uno no conoce más que los efectos del inconsciente; pero el inconsciente como saber es una estructura supuesta.

Pregunta: ¿Cómo el deseo del analista se puede convertir, en determinado momento, en una interpretación?

Respuesta: Eso sería el preludio, digamos, la puerta que abre al problema de la interpretación. Vayamos ahora a la fórmula: "el inconsciente está estructurado como un lenguaje". Ella parte de una concepción del lenguaje definido como una estructura de elementos diferentes entre sí. Se podría agregar más: que la diferencia de un elemento con el otro define la estructura y que esa diferencia consiste en un intervalo. Decía: conjunto de elementos diferentes, relacionados entre sí; la diferencia de un elemento con el otro no está representada en la estructura, es la parte hueca de la estructura, su parte agujereada. Esto es lo que nos puede enseñar y nos puede haber dicho en un momento, y en una visión muy general, la lingüística. Y digo "muy general", porque habría que precisar qué autor lingüístico, qué corriente, etc.

Cuando Lacan propone que el inconsciente está estructurado como un lenguaje, dos observaciones se imponen: una, notar que se dice "como *un* lenguaje", no "como *el* lenguaje", y la segunda observación concierne al carácter redundante de esta frase porque todo lenguaje, cualquiera que sea él, es una estructura; entonces, se podría haber dicho: el inconsciente está estructurado. Decir "como un lenguaje" es una redundancia, porque ya al decir "estructura" se supone que esa estructura es como la de un lenguaje; o también se podría decir que "el inconsciente es como un lenguaje"; también ahí vale, porque el lenguaje es una estructura, está estructurado. La fórmula es: "el inconsciente está estructurado como un lenguaje". Allí aparecen dos cuestiones: primera, que me parece importante también desde el punto de vista clínico de la empresa freudiana y de la empresa lacaniana. Si uno le preguntara a Lacan: ¿por qué un lenguaje?, una primera respuesta sería: uno supone que el inconsciente está estructurado como un lenguaje porque los efectos del inconsciente se manifiestan en el lenguaje. Esta primera respuesta Lacan la va a corregir, y va a decir: "No, no habría que decir que el inconsciente se manifiesta en el lenguaje, habría que decir: el inconsciente se manifiesta en la lengua, es decir, en el lenguaje hablado". La diferencia que hace Saussure entre lenguaje y lengua, Lacan la respeta: la lengua es el lenguaje hablado. La lengua es la lengua; hay una lengua de Cali, que supongo debe ser diferente de la lengua de Bogotá, aunque todo el mundo hable español; hay una lengua, y la primera lengua es la lengua materna, es la lengua de la madre. El inconsciente se manifiesta en esa lengua, no en el lenguaje general; en esa lengua, es decir, en las palabras, en el hablar, en el lenguaje hablado. En realidad, la buena definición sería: "el inconsciente está estructurado como un lenguaje y se manifiesta en la lengua".

Pregunta: ¿Pero entonces el inconsciente de nosotros está estructurado en español porque hablamos español?

Respuesta: Esa fue una idea que yo también me hice: que el inconsciente está estructurado en latín; porque...

Pregunta: ¡Por lo difícil de entender!

Respuesta: No, porque me había hecho una construcción acerca de los lógicos de la Edad Media; trabajando la lógica de la Edad Media, me decía: "Pero esta gente que escribe en latín y hace la lógica del latín tiene que tener el inconsciente necesariamente estructurado en latín".

Ahora bien; ¿el inconsciente está estructurado en la lengua en la que aparecen los efectos o el inconsciente está estructurado como un lenguaje, con la aparición de efectos en la lengua? Yo creo que ésta sería una buena respuesta; el inconsciente está estructurado, con efectos diversos, en las diferentes lenguas en las que el sujeto habla. En una palabra, cuando Lacan lanza esta fórmula, "el inconsciente está estructurado como un lenguaje", la concepción del lenguaje, inclusive allí, es una concepción muy especial porque cuando uno se pregunta "¿cuáles son las leyes que rigen este lenguaje que usted llama inconsciente?", "¿cuáles son las leyes que rigen esta estructura que usted llama inconsciente?", Lacan, en esa época, ya había respondido: "Las leyes de la metáfora y de la metonimia".

Pregunta: La primera lengua es la materna. ¿Qué relación existe entre la lengua de la madre, el lenguaje estructurado y el inconsciente como estructura?

Respuesta: Es una buena pregunta que se liga a la cuestión del nombre del padre. Pero le ruego que espere un momento, quiero antes terminar esta referencia a las leyes del inconsciente. Decíamos: ¿cuáles son las leyes que rigen esta estructura lingüística que usted llama inconsciente? La respuesta es: las leyes de la metáfora y la metonimia. Seguro que un lingüista replicaría: "¿Cómo las leyes de la metáfora y de la metonimia?" Son leyes de la retórica, no de la lingüística; la metáfora y la metonimia son dos figuras de retórica: no definen al lenguaje. Bien, es ésa la posición de Lacan. Las dos leyes que rigen la estructura de este inconsciente, estructurado como un lenguaje, son las leyes de la metáfora y de la metonimia. Y ahí ha habido un salto, ha habido un maltrato; primero, un maltrato respecto de la retórica, y luego respecto de la lingüística; maltrato respecto de la retórica, porque el concepto de metáfora y metonimia en Lacan no tiene nada que ver con el concepto de metáfora y metonimia en un diccionario de lingüística. El diccionario de Todorov es un buen diccionario, porque creo que muestra bien la diferencia que existe entre el concepto original de metáfora y metonimia en retórica y de metáfora y metonimia en Lacan. Ese es un primer reproche que se le podría hacer desde el punto de vista de la retórica; y desde el punto de vista de la lingüística también se haría un reproche, porque ¿cómo se puede pensar que la relación estructurada de elementos, signos, como diría Saussure, no es una relación?; en ningún momento Saussure dijo que esa relación era una relación regida por la ley de la metáfora y de la metonimia; ésa es una posición de Jakobson retomada en sentido distinto por Lacan.

Efectivamente, el inconsciente está estructurado como un lenguaje, pero sus efectos aparecen en la lengua. Esta diferencia sirve clínicamente para pensar la relación entre el hijo y la madre y del hijo con el padre; porque se podría decir que la lengua materna, esa lengua que la madre habla, es la lengua de la piel, todo lo relativo al cuerpo; Lacan escribe *lalengua*, para decir que el inconsciente se manifiesta en una lengua: "el inconsciente tiene sus efectos en la lengua", y es a través de los efectos en la lengua que el análisis, la teoría analítica, supone un inconsciente estructurado como un lenguaje, que llamamos cadena de decires reprimidos.

¿Por qué llamarla lalengua?, para decir que no sólo es lalengua de Cali o lalengua de tal lugar, es lalengua en la que se manifiestan los efectos del inconsciente; y para distinguirla de la lengua, tal como la piensa la lingüística. Es lalengua en la que me habla tal paciente, y tal otro, y tal otro; cada paciente habla en una lengua, en última instancia, distinta. ¿Por qué? Porque es no solamente en la lengua francesa sino en la lengua francesa propia de él, maternal, familiar, de su historia, de su vida, y si es un bilingüe y me habla en francés mal hablado es su lengua de francés mal hablado; habría que hablar mucho sobre el problema del bilingüe, porque parecería ser (supongo) que el efecto del inconsciente emerge más fácilmente si se hablan dos lenguas que si se habla una sola; quiero decir, más si se han mamado dos lenguas que si se ha mamado una sola. Lalengua es algo que se mama; y ésa es la parte maternal de lalengua, lalengua es algo que tiene que ver con el cuerpo y por ende con el sentido. Lalengua es una lengua de sentido, llena de sentido.

Intervención: Habría que corregir el dicho y decir "el que no mama no habla".

Pregunta: Pero entonces, al hacer su trabajo analítico con un paciente que ha mamado dos lenguas, el analista también tendría que haber mamado las dos lenguas.

Respuesta: Lo que me acaba de decir me ha hecho pensar algo, porque si hay que mamar para hablar, yo lo pienso: ¿qué hay que hacer para escribir? No es mamando que se escribe; hay algo de ruptura para escribir, hay un forcejeo; probablemente la escritura tenga más que ver con el lenguaje, como lo pensamos ahora, que con la madre.

En todo caso, lalengua, en la que el inconsciente tiene efectos, es una lengua ligada al cuerpo. ¿Qué quiere decir "ligada al cuerpo"? Al cuerpo, ligada "al sentido"; cuando uno da sentido a las cosas es porque está el cuerpo de por medio; uno le da el sentido en función de su cuerpo; es el carácter imaginario del cuerpo; el cuerpo, la imagen del cuerpo, es lo que sustenta al sentido. Las diferentes variantes de la interpretación de la eritrofobia, sea la de ponerse rojo como un falo o aquella de adoptar la posición femenina respecto del padre, son finalmente variantes en el registro del sentido. Ahora bien, *toda interpretación de sentido es una interpretación que tiene que ver con el cuerpo*; el conocimiento, el sentido de leer un texto y entender lo que el texto dice, y cuando uno dice: "¡Ah! entendí, ahí esta el cuerpo". El conocimiento está ligado a la imagen del cuerpo. Paul Valéry decía: "No se entra en el conocimiento si no es a través del umbral del cuerpo". Nosotros en análisis pensamos de la misma manera.

Pregunta: Freud también lo desarrolla cuando habla del rol de espejo de la madre y cuando dice que muchas veces él no cura al paciente pero sí le devuelve su propia imagen.

Respuesta: El conocimiento, el dar sentido, está ligado a la imagen del cuerpo; el que mejor desarrolló esto es Hegel. Lacan le puso un nombre a algo que viene de Hegel, que es el concepto de *conocimiento paranoico*. Para Lacan, todo conocimiento es un conocimiento paranoico; es decir, que en todo conocimiento uno da sentido. Pero agrego: *el conocimiento es dar sentido a través de la imagen del cuerpo*.

Seminario Nº 2

Se han marcado dos tipos de matemas (cf. esquema 3) que Lacan designa con el nombre de discurso. Me gustaría poner en claro cada uno de estos términos: qué es S_1, qué es S_2, qué es sujeto tachado y qué es *a*. Veremos cómo estos cuatro términos funcionan en la experiencia analítica propiamente dicha.

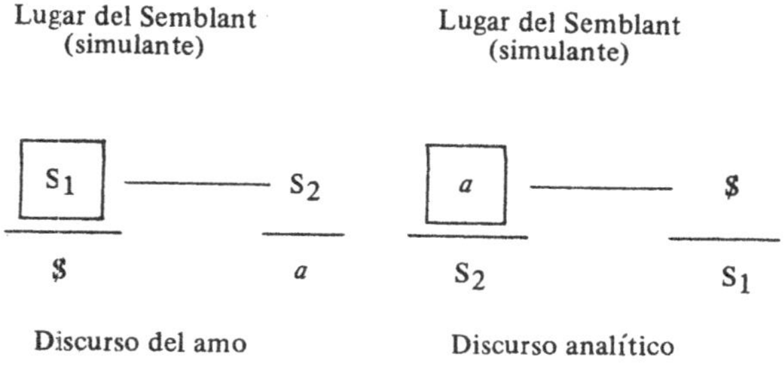

Esquema 3

Esta escritura es la escritura simbólica del discurso analítico; el gráfico de la izquierda es una escritura básica, es el punto de partida, es el primer discurso, llamado discurso del amo.

Ya se ha aclarado la relación del elemento S_1 con el elemento S_2. La \$ tachada representa, en la escritura de Lacan, el sujeto del inconsciente, el sujeto tachado.

Bien.

Pregunta: ¿En qué momento se puede hablar de una ruptura de esa cadena de decires?, si se puede hablar de ruptura. Además, ¿el psicoanálisis es transformador o genera un cambio?

Respuesta: Este es el conjunto (cf. esquema 4), un conjunto menos uno, y ésta es la aparición de un elemento en el exterior, de un elemento en más o un elemento en menos; pero lo importante es que este elemento (S_1) está afuera, y es porque este elemento está afuera que el conjunto de los otros consiste; este elemento que está afuera "ex-siste".

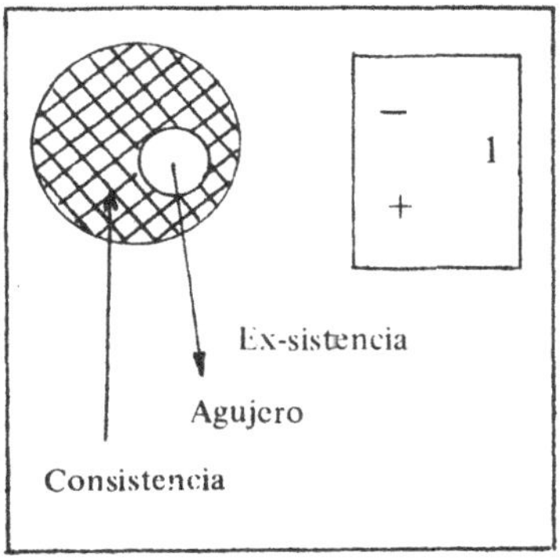

Esquema 4

Esta manera de escribir "ex-siste" es de Heidegger; pero la noción de existencia en Lacan corresponde a que el elemento excluido ex-siste al conjunto. La existencia siempre es del orden del uno –primera característica–; segunda, es del orden de la exclusión; y el conjunto es un conjunto que consiste. Esta es una lógica a la que hay que hacerse; esta lógica dice: hace falta algo afuera para que el resto se tenga en pie; hace falta un elemento exterior para que el grupo se mantenga. Esta lógica entre el uno y los otros menos uno se extrae y se aplica a diversas configuraciones, por ejemplo el mito del padre de la horda primitiva, en *Tótem y tabú*, de Freud: los hijos tienen que matar al padre y comerlo para existir como hijos, como grupo.

Deseo abordar la cuestión de la ruptura. Es algo más que ruptura: es una exclusión. Y un análisis, más que transformar, en última instancia lo que hace es crear las condiciones para poner cosas afuera. En una época lo pensaba de otra forma que me parece aún actual: que el análisis crea las condiciones para que el sujeto sea extranjero a sí mismo; en esa época lo llamaba exilio. Un análisis crea condiciones para instaurar una separación radical, un desgarro, una pérdida constitutiva de la realidad psíquica del sujeto llamada exilio. Más que buscar que algo cambie, más que pensar en términos de que algo cambia y algo sigue, el psicoanálisis busca que algo se excluya del sujeto volviéndosele extraño.

¿Qué busca un análisis? ¿Cambiar o hacer que alguien se exilie de sí, es decir, que al reconocer la pérdida deje de reconocerse como uno, como único?

A la pregunta: "¿El análisis busca curar?", hay que replicar rápidamente: "¿Curar, de qué?" Sabemos que el analista tiene esa pasión de curar relativa al médico: es una pasión que viene porque se le pide, porque hay una demanda; es la demanda que crea esa pasión ciega de querer curar, pasión hermana de esa otra de querer entender; querer curar y querer entender son, en última instancia, dos posiciones del analista, precisamente para oponerse al exilio, resistir a la exclusión.

A la pregunta de si el análisis pretende generar cambios, habría que replicar simplemente: "¿Qué es lo que espera un analista?"; no lo que quiere, no lo que desea, sino lo que espera. ¿Qué es lo que un analista espera?, ¿qué es lo que yo espero?; yo espero algo muy simple, espero no que el paciente cambie, ni tampoco curar, *lo que espero es que pase algo*; es decir, que haya un acontecimiento en el análisis; lo que yo espero es que algo me sorprenda. Lo mejor que un analista puede esperar es que el paciente lo sorprenda. No se trata de que el paciente quiera sorprender al analista; en general, cuando lo quiere sorprender, anda mal, fracasa; no, tiene que ser una sorpresa que sorprenda al paciente y al analista; eso es lo que espera: un acontecimiento en el curso de un análisis. Hay un punto esencial, y es cuando el paciente sufre mucho, cuando un síntoma se repite muchas veces y se sufre, entonces es muy difícil que el analista evite la trampa de querer curar. Finalmente las intenciones y las intervenciones del analista dependen de una actitud general, de una ética analítica. Es cierto que el analista puede establecer algunas reglas prácticas. Por ejemplo, hay que guardar el silencio en general, intervenir frecuentemente e interpretar rara vez. Esas son las consignas que yo me doy: silencio en general, intervención frecuente e interpretación rara. Pero la actitud, lo que Lacan llama el simulante del analista, es hacer el imbécil, es decir, ser más imbécil de lo que uno es, y no es fácil; no es fácil hacer el imbécil y todavía ser más imbécil de lo que uno se cree; no es fácil. Y es, sin embargo, lo que aconsejaba Freud; Freud sugería que en cada sesión se considerara al paciente como si se tratara de la primera vez. Es lo que llamo fingir el olvido. Hay que fingir el olvido, hay que hacerse al olvido como si uno no supiera nada. Aquí se abre la dimensión ética del analista. Hay una posición ética que es —en francés es muy lindo porque la palabra es femenina— la *dupe*, la idiota. No "idiota", es muy fuerte, mejor sería traducirla por la *pavota*, la *engañada*, como si no hubiera el engañado. Y hay algo de interesante en la relación de la mujer con el hacer la idiota. La posición femenina se caracteriza por la manera de esconder, por la manera de manejar el velo; decir "la posición femenina" no quiere decir "las mujeres", porque puede haber hombres en posición femenina; inclusive en las danzas de la antigua Grecia había todo un manejo muy importante del velo en las mujeres. Hay una manera de esconder típicamente femenina: es hacer la idiota; es que el hombre, en general, hace tan abiertamente el idiota que resulta muy visible. (Decir "el hombre" es decir "la posición masculina".) ¿Por qué esa diferencia? Creo que tiene que ver con el falo; la relación con el falo hace que la relación que uno tiene con el cuerpo y la manera de esconder sea diferente. Al decir "esconder" estoy pensando en un término que Lacan utiliza, *semblant*, que traduzco al español por "simulante". El analista tiene un simulante relativo, no a la comedia sino a una actitud, una disposición, que Lacan sitúa arriba (cf. esquema 3), en lo alto y a la izquierda, donde coloca la *a* minúscula; digamos así: la letra *a* ocupa el lugar del simulante; y ese simulante del analista es la disposición del analista de *no querer comprender*; cuando uno es solicitado como analista lo mejor que puede hacer es no querer saber mucho sobre el asunto; quizás entonces tenga la fortuna de saber algo.

En cuanto a S_1 y S_2, la relación es de exterioridad; S_1 aparece afuera, como el elemento que ex-siste al conjunto, el cual consiste; el conjunto consiste y el elemento ex-siste al conjunto; la palabra "ex-sistencia" quiere decir (cf. esquema 4): primero, que es un único elemento; segundo, que es un elemento excluido, y tercero que, como consecuencia, el resto se mantiene como una trama ligada.

Pregunta: Usted decía que, por encima del sentido que les demos a las cosas, las cosas siguen solas; a mí se me ocurría pensar en la cuestión de la muerte, en relación con ese seguir solas de las cosas.

Respuesta: La idea general de muerte es la de pensarla como el horizonte imaginario que sostiene la vida. Una frase de Lacan afirmaba que la muerte es aquello en lo que uno piensa para poder seguir viviendo. Uno piensa que la vida se va a terminar, y no necesariamente en la muerte. Piensa en el carácter limitado de la vida, que es lo que sustenta, imaginariamente, el hecho de que uno tolere vivir.

En realidad habría que detenerse en cada término, por ejemplo, al decir "tolerar vivir". Tolerar vivir es toda una experiencia que merecería que nos detuviéramos muy especialmente, porque alguien me podría preguntar, pero al contrario: ¿por qué tolerar vivir? Pienso que eso de tolerar vivir es tolerar el deseo; el deseo es algo que cuando se impone es intolerable; desear no es simple. Y en relación con la palabra "vida", tolerarla es una expresión general para marcar la importancia de que tolerar la vida es tolerarla en la medida en que haya en el horizonte la idea de un límite, de una muerte que sostiene esa vida; estoy aplicando la misma lógica de los conjuntos: hace falta que algo esté afuera para que mi vida se mantenga, se tolere. Ya ven, la idea de muerte en Lacan aparece como una idea de horizonte imaginario, de fe; Lacan decía: "El problema de la muerte es un problema de fe; uno tiene fe en que esto se terminará de un momento a otro; no se sabe muy bien por qué, pero se tiene fe".

Lacan piensa en la muerte como límite, al horizonte, pero no es la muerte en sí; porque cuando uno imagina la muerte siempre es la muerte del otro, nunca la suya propia; es la muerte del otro, del prójimo, del semejante, de mi hermano; nunca la mía. Es decir, que la muerte aquí es otra manera imaginaria de pensarla, porque es la del otro. Y esa idea de muerte, como muerte del otro, es una idea también muy hegeliana. Sin embargo, mucho más importante en Lacan es la noción freudiana de la pulsión de muerte, que él retoma y reconoce como siendo, precisamente, *la repetición implacable de significantes;* la pulsión de muerte es el carácter irreductible, irrefrenable de significantes que se repiten con uno, a pesar de uno y a través de uno. "Con uno" porque uno los porta sin saber. Es la imagen trágica del esclavo que lleva al amo un mensaje cuyo contenido ignora y en el que está escrita su condena a muerte. Hay algo efectivamente trágico en este carácter repetitivo e implacable de los significantes; hay algo que es trágico porque va más allá de lo que el sujeto puede aceptar, tolerar y detener. Por eso la cadena de significantes es una cadena que trasciende de los sujetos que la portan. Una manera de entender la pulsión de muerte es pensarla como lo que Freud llamaba el automatismo de repetición; creo que ésta es la manera más correcta de pensar lo que es la muerte en psicoanálisis.

Y alguien me preguntó si cuando se hablaba de goce ello no implicaba la noción de muerte; pienso que sí, que una de las figuras de esa instancia del goce como goce absoluto, efectivamente puede ser la muerte para cierto tipo de personas, como los obsesivos. Uno tiene le impresión de que, para el neurótico histérico, el goce absoluto adopta la figura de la locura; y el rehusar, el rechazar, ese lugar del goce-Otro, de la instancia del goce más allá se convierte en el miedo de volverse loco; recuerdo la frase de una analizante que me decía: "Tengo miedo de gozar; tengo miedo de que si gozo sexualmente me vuelva loca".

Pienso que no es lo mismo para el neurótico obsesivo, cuya suposición del goce absoluto no es el miedo a volverse loco, sino a desaparecer, no estar más, esfumarse, ser absorbido, desvanecerse.

Pregunta: ¿A no estar vivo?

Respuesta: A no estar vivo. El problema, la pregunta típica del obsesivo es: "¿Existo o no existo?"; es un problema de existencia, es un problema de ser. La pregunta típica de la histérica no es ésa; la histérica no se preocupa de si existe o no existe; ella vive, avanza. El obsesivo a cada paso que da se pregunta si está bien, si es él, si existe o no existe, si está bien plantado o no. La histérica olvida eso; ella va, sigue; en cambio, lo que sí le preocupa es: "¿Soy un hombre o soy una mujer?"; porque la dificultad es que en cierto momento se encuentre en una posición muy masculina y se sorprenda de verse en posición tan masculina; en ciertos momentos se sorprende de verse en una posición tan femenina, tan niña. En un congreso un colega presentó un trabajo sobre la histeria masculina. Le planteé mis dudas sobre la pertinencia del concepto de histeria masculina, porque en realidad el problema de la histeria es que no es masculina ni femenina; la histeria es la histeria; justamente el problema es que no se sabe si es masculina o es femenina. Quiero decir con esto que el problema del histérico es un problema de no saber cuál es su sexo; entonces, las preguntas del histérico son: "¿Soy mujer? ¿Soy hombre?"; y los *impasses*, los cierres, los callejones sin salida, conciernen lo relativo al sexo. En cambio, la problemática del obsesivo se manifiesta por: "¿Existo, estoy o no estoy? ¿Vivo o no vivo?"

Pregunta: ¿Cómo se articulan el silencio en general, la intervención frecuente y la interpretación rara vez? El silencio, ¿cómo puede compaginarse con la intervención frecuente? ¿Cómo puede darse la intervención frecuente sin interpretación? ¿Como la interpretación sin intervención?

Respuesta: Esas consignas no son absolutas. Ellas corresponden solamente a la manera como trabajo con mis pacientes.

Pregunta: Hay otra cuestión que no sé si va a abordar: en alguna parte usted anota que el deseo se satisface con el símbolo, con el significante; yo no entiendo esa fórmula.

Respuesta: Está bien. Eso me permite abordar el problema del objeto, del objeto *a* minúscula.

Hay que decir primero que se trata de lo que Lacan llama, él mismo, su invento. Lacan considera que él inventó el objeto *a* minúscula. Es un objeto que lleva la característica de escribirse con un símbolo: *a*, *a* minúscula. Ese símbolo *a* no se debe a que la *a* sea la primera letra del alfabeto sino a que la *a* es la primera letra de la palabra "otro", en francés, *autre*; *a* minúscula. En la teoría lacaniana existen el "otro" con *a* minúscula y el "Otro" con *a* mayúscula ("Autre"). El "otro" con *a* minúscula que es la letra que va a servir para definir el objeto *a*, ese "otro" es aquel del que decíamos ahora que muere; es el prójimo, el semejante. Y decir "semejante" es importante. Semejante es el otro que se me parece. En cambio, el "Otro" con *a* mayúscula es una instancia indefinida, indeterminada; es una instancia simbólica. Simplemente, el objeto *a* minúscula corresponde a la primera letra de la palabra "otro" en francés; pequeño otro, semejante; y que ya indica que la invención del objeto *a* minúscula responde a varios problemas, pero sobre todo a uno de ellos: ¿quién es el otro? Las preguntas que uno se podría hacer son: "¿Quién es el otro?" "¿Quién es el semejante?" Por ejemplo, en *Duelo y melancolía*, cuando habla de la persona que se perdió y de la que se está haciendo el duelo, Freud dice objeto, no dice persona; Freud ya daba la base para que Lacan respondiera a la pregunta de quién es el otro, por ejemplo, el desaparecido de quien hago el duelo. A ese otro y desaparecido de quien hago el duelo, Freud lo llama objeto; Lacan lo va a llamar objeto *a*. Lacan dice en algún lugar: "Leí *Duelo y melancolía* y me bastó dejarme guiar por Freud para llegar a la conclusión de la invención del objeto *a*". Esto no significa que el otro se llame objeto *a*, sino que el objeto *a* responde a la pregunta "¿quién es el otro?" Para comprenderlo mejor, supóngase: ¿quién es el que tengo frente a mí?, ¿es un cuerpo?, ¿es una imagen?, ¿es una instancia simbólica? Vamos a la pregunta de fondo, a la pregunta del analizante recostado en el diván: ¿quién es el que está detrás?, ¿una voz?, ¿un cuerpo?, ¿una dimensión simbólica?, ¿el representante del mundo ante mí? ¿Quién es el otro? A esta pregunta responde la invención del objeto *a*. El psicoanálisis no va a decir "el otro *es*"; el psicoanálisis va a decir: "Para responder a esa pregunta, inventemos el objeto *a*". El objeto *a* es una manera de nombrar una dificultad, una no respuesta. La empresa lacaniana trata un problema y en lugar de resolverlo le pone un nombre. El mejor ejemplo de ese procedimiento es precisamente el objeto *a*. La letra *a* es la manera de ponerle un nombre a una pregunta que no tiene respuesta; ejemplo: cuando Freud decía que el sujeto hace el duelo del objeto perdido, no decía "de la persona perdida", decía "del objeto perdido". ¿Por qué? ¿Quién era la persona amada que se perdió? ¿Quién es para uno, qué significa para uno, el otro que uno ama? Y aun más: ¿cuándo ese otro es un Otro perdido?; es decir, ese Otro que uno ama, cuando uno lo ama, no sabe quién es y cuando es perdido tampoco se sabe quién es. No es tal persona. Seguro que no es la persona. ¿Qué lugar ocupa en uno la "persona" amada? Alguien podría decir: "Es una imagen". La persona amada es su propia imagen amada por usted. Bien, pero no es suficiente. Otra respuesta: la persona amada no es una imagen; la persona amada es un cuerpo que prolonga su cuerpo. No está mal, pero tampoco es suficiente. La persona amada, diría una tercera respuesta, lo es porque representa algo de experiencias pasadas; es decir, la persona amada es alguien que repite la marca, el trazo, de otras personas amadas en la vida.

Se puede tomar como referencia el texto de Freud, *Psicología de las masas y análisis del yo*, donde habla de los tres tipos de identificación y menciona el trazo o rasgo unario. Freud adelanta en este artículo una observación importante: uno ama a aquel que porta el rasgo del objeto amado anteriormente; y en el curso de una vida ocurre que todos los seres amados tienen algo similar. "Seres amados" no sólo en la relación familiar; hablo sobre todo en la relación hombre-mujer. Hay algo que se repite. Y, efectivamente, uno vive un encuentro nuevo y se sorprende al comprobar que hay algo de la persona anterior. La idea genial de Freud fue decir que ese algo de esa primera, de esa segunda y de esa tercera personas, que se suceden, ese algo es un trazo y ese trazo es usted. Freud nos dice: el sujeto *es* el rasgo del objeto amado y perdido, en el curso de una vida. Esto es lo que Freud denomina el rasgo unario y que Lacan llama el trazo unario. El trazo o rasgo unario, no sé cómo se puede traducir; quizás por "trazo" porque hay algo de la escritura que me parece importante guardar.

He aquí tres respuestas a la pregunta "¿quién es el objeto amado, quién es esa persona amada?": la persona amada es la imagen que yo amo de mí mismo; la persona amada es un cuerpo que prolonga el mío; la persona amada es un rasgo de otros, es un rasgo repetitivo, que me identifica. De las tres respuestas, la primera es imaginaria; la segunda, real, y la tercera, simbólica; pero en ninguna de las tres respuestas se logra decir quién es el otro amado. Aquí aparece el objeto *a*. El objeto *a* es una manera de responder, mejor dicho de nombrar la respuesta que falta a la pregunta: "¿quién es el otro?"

Pregunta: Yo lo había pensado por el lado de que el objeto era determinado por el deseo de saber.

Respuesta: ¿Por qué introducir el problema del saber ahí? El deseo no es deseo de saber y el objeto del deseo no es necesariamente un objeto a develar. Se podría llegar a esa cuestión, pero por otra vía. La pregunta "¿quién es el otro?" es una manera de situar el objeto *a*; no es la única; de tal modo que a partir de la noción de objeto, progresivamente se va a ir desplazando el concepto de *partenaire* hasta no ser más la persona; a partir de la problemática "¿quién es el otro?" progresivamente la teoría analítica va a trabajar con el objeto *a* y va a dejar atrás la pregunta. Hay preguntas simples que deben dejarse de lado, y hay que seguir trabajando con el concepto como si la pregunta no existiera. Con el objeto *a* es lo mismo; si digo esto de "¿quién es el otro?" es para señalar que la invención del objeto *a* responde a una problemática. Trabajemos con el objeto *a*. El objeto *a* es un elemento esencial en la constitución de la fantasía. Una pregunta general, una problemática, sería: ¿dónde está el pasado? Pero en cuanto se tiene trabajado el concepto de inconsciente se lo escribe como la relación $S_1 \longrightarrow S_2$, nos olvidamos del problema del pasado y trabajamos con el concepto. Lo mismo pasa con el objeto *a* y la problemática del otro.

Trabajemos con el concepto del objeto *a*. La primera cuestión que aparece, dejando de lado la problemática, es que el objeto *a* se define fundamentalmente como lo heterogéneo al sistema; es decir, que el sistema produce algo como exceso que le es heterogéneo o extraño. Es algo similar, pero de otro orden (cf. esquema 4), a la exclusión de un significante. Hay un conjunto que consiste en la medida en que un elemento ex-siste. Ya no hablo de elemento significante excluido, hablo de producto residual.

El ejemplo que toma Lacan es el concepto de plusvalía de Marx, a punto tal que él va a utilizar la expresión "plusvalía" para definir el plus de goce. El objeto *a* es lo heterogéneo producido por el sistema en tanto que exceso; es algo que aparece como un exceso en más o en menos; que no es del mismo orden que el elemento significante que está afuera. No se trata de un elemento sino de un producto. Ese producto heterogéneo al sistema productor es algo que también le da consistencia. El sistema necesita dos cosas para consistir: un elemento exterior excluido y un producto eliminado. El elemento excluido es homogéneo al conjunto; su relación con él es simbólica. El producto residual, el objeto *a*, es heterogéneo; posee otra naturaleza de orden real.

El orden simbólico significa que los elementos están encadenados y que inclusive el que está afuera les es homogéneo; todos, regidos por leyes de la lógica. El objeto *a*, al contrario, escapa a la lógica.

Ahora bien, ¿cuál es la mejor representación de un residuo en un ser hablante y sexuado? Es lo que pierde el cuerpo; y lo primero que pierde un cuerpo es la placenta, luego, el seno; después, las heces, y entonces, ¿por qué no pensar en la mirada y la voz?; son las cinco especies de residuos, de pérdidas, que la teoría psicoanalítica considera. Hay otras pérdidas, pero que lo son en ciertas condiciones; hacen falta ciertas condiciones para que pensemos este residuo del sistema; por ejemplo, se me podría preguntar: la menstruación; cuando una paciente habla del problema de sus períodos, ¿podemos pensar que la menstruación es un objeto *a*? Yo digo que no, salvo en cierta coyuntura particular, que haría que la menstruación fuera efectivamente un objeto *a*; pero en principio yo no diría que la menstruación sea un objeto *a*. Pero sí puedo pensar que el dolor sea una pérdida, y sea un ejemplo de objeto *a*; el dolor, en ciertas condiciones. Hay ciertos criterios para poder especificar que ciertas pérdidas del cuerpo tienen valor de elemento heterogéneo.

¿Habría alguna pregunta antes?

Pregunta: ¿En qué sentido se puede hablar de la mirada como residuo o pérdida?

Respuesta: Voy a responderle a medida que vaya hablando del objeto. Empezamos preguntándonos quién es el otro; en el caso de *Duelo y melancolía*, quién es el objeto perdido, y terminamos hablando de pedazos del cuerpo perdidos. Hay algo importante que es la identificación del otro, del objeto perdido en el duelo, con la pérdida de algo relativo al cuerpo. Por ejemplo, se puede decir algo así: el ser perdido es un pedazo de cuerpo perdido; yo no lo diría, pero se podría afirmar.

Hay ciertas condiciones para que una pérdida sea efectivamente una pérdida. Cualquier cosa que uno pierde no corresponde necesariamente a las especies de objeto *a*.

Para que haya pérdida hacen falta dos condiciones: una condición simbólica y una condición imaginaria. La condición imaginaria, pensada sobre todo para dos especies particulares del objeto *a*, que son el seno y los excrementos; ambos tienen una condición imaginaria importante: la característica de ser algo que sobresale del cuerpo; como un carácter de pseudópodo, de forma hacia afuera. Segunda condición imaginaria, ligada a la primera: eso que sale puede ser agarrado, cortado o arrancado; la imagen de un seno llama a asirlo con la mano, con la boca que lo atrapa o lo muerde. Primero, se trata de algo que sobresale como una prolongación del cuerpo, y segundo, imaginariamente hablando, que llama a agarrarlo. No entro aquí en la imaginería de Bosch, cuya pintura testimonia sobre el atractivo del empuñar, del aprehender ciertas regiones del cuerpo. Insisto en que esas condiciones imaginarias son relativas a ciertas partes específicas del cuerpo; un codo no incita necesariamente a agarrarlo ni a arrancarlo. Hay una parte del cuerpo en particular que reúne bien esas condiciones, una parte que no es el seno ni la materia fecal.

La condición real consiste en que esos lugares del cuerpo destinados a la pérdida están ligados a orificios que palpitan; orificios anatómicos naturales: el ano y la boca. Inclusive para esos otros dos objetos, de los que no hay condiciones imaginarias, como la voz y la mirada, sí tienen, sin embargo, esta condición real de orificios que palpitan a su manera: vibran; me refiero a los párpados para la mirada y a la vibración de las cuerdas vocales para la voz. Es decir que estos dos últimos objetos, la voz y la mirada, tienen también una condición real en el sentido anatómico, Esta condición real, estas zonas orificiales que palpitan, es lo que Freud llama *zona erógena*: caracterizada, insisto, por el carácter orificial; orificial significa abertura, significa hendidura contráctil, que se cierra y que se abre. Y finalmente, la condición simbólica. Va a ser muy clara para los dos primeros objetos, el seno y los excrementos, y va a ser más difícil de precisar para la mirada y la voz.

La condición simbólica de los dos primeros objetos consiste en que esos objetos, el seno y la materia fecal, no se desprenden, no se separan del cuerpo, si no es a condición de la incidencia de la palabra. Es siempre una palabra que los separa del cuerpo. ¿Qué palabra separa un seno del cuerpo, por ejemplo? ¿Qué palabra puede tener el valor de ser algo que corta? La palabra que separa un seno del cuerpo es el grito, es el pedido de mamar, es el llanto del niño. El grito para nosotros tiene el valor de una demanda; y una demanda es en última instancia una palabra, salvo que en el niño se manifiesta como la forma de un grito, un llanto que pide mamar. ¿Y qué pide a quién? ¿Qué pide a la madre? Se trata de una demanda del sujeto al Otro; esta vez, Otro con mayúscula. Es solamente bajo la condición de una demanda al Otro que el seno se separa. ¿Por qué el pedir hace que un pedazo de cuerpo se separe? Aquí tenemos que cambiar de registro. En realidad, el seno que nos interesa y que se pierde no es el seno carnal. El niño tiene hambre, pide, mama y se duerme calmada su hambre, y sin embargo, al dormir alucina el seno como si no estuviera satisfecho. El seno que se separa del cuerpo de la madre es el seno que va a aparecer en la alucinación de un niño satisfecho respecto de su hambre, pero insatisfecho respecto de su deseo.

Pregunta: ¿Sería el falo en la concepción de Lacan?

Respuesta: Sería el falo en la concepción de Lacan. Un niño puede satisfacer bien su hambre y sin embargo alucinar el seno como si no hubiera comido. ¿Por qué? ¿Porque se trata de un seno alucinado o porque se trata de otro seno, ya no el seno carnal? Se trata del seno del deseo. ¿Qué quiere decir "el seno del deseo"? Quiere decir, volviendo a una experiencia real: no hay relación del niño con el seno como objeto si no hay deseo de la madre, respecto del niño, de darle el seno. ¿Qué tipo de deseo? No el de amamantar sino un deseo que linda con el deseo erótico; no hay madre que dé el seno y que no se lo plantee como algo erótico; algo que es otra cosa que dar de mamar, y esto es lo que Freud decía: el problema del Edipo –la problemática es la misma– no es sólo que el hijo desee acostarse con la madre, es sobre todo que la madre lo desee. El problema del Edipo es que no hay Edipo si no hay dos deseos en juego: el de la madre y el del hijo. He escuchado a suficientes madres como para saber que, desde la lactancia hasta el momento del

Edipo, el deseo maternal es tan intenso como intolerable. Un deseo que ella nunca sabe reconocer bien. La relación del bebé con el seno es una relación de hambre respecto del bebé y de función maternal respecto de la madre; pero además está presente por parte del bebé y por parte de la madre otra cosa aparte de la función simplemente nutritiva; hay algo relativo a la ternura, a una ternura del deseo; hay una ternura ahí, que se mezcla y se confunde ambiguamente con lo que es deseo. El seno, que ya no es un seno carnal nutritivo, es seno de deseo; ése es el seno que el psicoanálisis supone que el niño alucina cuando duerme, el seno perdido; que se perdió con la condición primera, simbólica, de haber sido reclamado; hay que empezar por ahí, el niño reclama el seno para comprobar, primero, que el seno es un seno erótico, y segundo, que es un seno perdido.

Pregunta: Entonces, ¿se podría decir que es la satisfacción lo que priva al niño del seno?

Respuesta: Lacan interpreta así la anorexia. La anorexia es el decir: "¡No, basta de satisfacción, no quiero satisfacerme!" La anorexia es un grito contra la satisfacción y una defensa de la insatisfacción. Me refiero a la anorexia y la sitúo dentro del cuadro general de la histeria; la anorexia es típicamente histérica. No hay peor cosa para la anorexia que querer satisfacerla, porque eso acentúa más el grito de defender, de mantener a todo precio el deseo; es decir, de defender a todo precio el hecho de que no está satisfecho y que quiere cuidar el deseo. Hay algo que va contra el deseo: *es la satisfacción en el nivel de la necesidad*; cuanto más satisfecha esté la necesidad, menos posibilidades hay de mantener el deseo; "menos posibilidad" no quiere decir que sea siempre así; con esto quiero decir que el niño puede estar bien satisfecho desde el punto de vista del hambre y sin embargo alucinar el seno.

Pregunta: Precisamente por eso, porque está satisfecho, es que puede alucinar.

Respuesta: Es importante que se marque bien la diferencia que hay entre el seno carnal que nutre y el seno alucinado que se desea. Parecería que la alucinación del seno deseado atempera, disminuye el peligro que significa la satisfacción del seno carnal.

Pregunta: Cuando un niño tiene realmente hambre quiere ser satisfecho; no acepta sustitutos alucinatorios como el chupete u otras cosas; lo rechaza porque lo que quiere es comer; en cambio, cuando ya está satisfecho, sí acepta recibir un chupete y seguir con el pulgar, que generalmente no es usado cuando está con hambre sino después, por ejemplo, en la siesta.

Intervención: Finalmente lo que el niño alucina es el deseo que la madre tiene por él.

Respuesta: El niño alucina el objeto, alucina el seno; el niño alucina el objeto del deseo. ¿De quién? De la madre y del niño. En realidad, el niño alucina un objeto que no es ni de la madre ni del niño sino que está en el medio de los dos; porque ese seno que se pierde, ¿a quién pertenece: al niño o a la madre?; ni a uno ni a otro, es un objeto, y esto es propio del objeto *a*. Lacan lo representa con los dos círculos de Euler; un círculo es el del sujeto y, el segundo, el Otro; el objeto *a* es lo que está en medio, entre el Otro y el sujeto; lo que está en el medio quiere decir lo que cae.

Pregunta: ¿En la psicosis tiene o no lugar ese objeto?

Respuesta: No tengo una respuesta clara a eso; es uno de los puntos que estoy trabajando este año. Lo que puedo decir ahora es cuál sería el objeto *a* en la psicosis. Pensar en el problema de la alucinación. Y, más aún, a la inversa, es la alucinación auditiva, la alucinación de voces, la que enseña qué significa perder la voz para un sujeto no psicótico. El psicótico nos enseña algo relativo a la voz, y sin embargo hablar del objeto *a* en el psicótico es difícil. ¿Por qué?, porque hay un problema: es como si faltara la dimensión del corte simbólico, es decir, de la demanda. Y eso no está claro en lo que sería la estructura psicótica.

Pregunta: Sin embargo, hay algo que no queda claro respecto de la demanda de mamar.

Respuesta: El niño pide mamar, pero lo que desea es el seno erótico. Tenemos dos etapas: primera, el niño pide, demanda. Lacan diferencia la necesidad, la demanda, el deseo. El niño pide comer. ¿Qué necesidad tiene? Hambre. Segunda, alucina el objeto del deseo, o sea, un seno; ese seno que alucina, porque lo alucina, es un seno perdido, algo que no tiene. Es decir, que si el niño demanda comer, el deseo es el deseo de un objeto que no tiene; él desea un seno erótico y ese seno erótico no lo tiene. ¿Por qué no lo tiene? Porque todo el erotismo y todo el deseo de la madre no sabrán satisfacer ese deseo. Habría una manera de satisfacerlo: el incesto; pero el incesto es una cosa puesta en el horizonte, imposible. Antes me había referido al goce absoluto: la satisfacción supuestamente absoluta del deseo. Un ejemplo de satisfacción absoluta supuesta del deseo es el incesto. El goce absoluto, al horizonte, la instancia del goce Otro tiene varios nombres; en relación con la histérica, la locura; respecto del obsesivo, la muerte, pero le podemos dar otro nombre, por ejemplo, el goce de la madre, el de gozar con la madre, el goce del incesto. Esto es imposible, aunque hay psicóticos que se han acostado con la madre; pero en ese caso, cuando se acuestan con la madre, se está en otra perspectiva, no es satisfacción absoluta del deseo; de allí que la supuesta satisfacción absoluta del deseo es un punto de huida en el horizonte.

El niño desea. ¿Qué desea? Acostarse con la madre. ¿Con qué se contenta? Con la alucinación del seno. *Todo deseo, en última instancia, es un deseo que busca el máximo*. Si el máximo de su demanda es comer, el máximo de su deseo es desear, poseer a la madre, el incesto. Esto corresponde a la instancia de un goce mítico, de una supuesta satisfacción absoluta del deseo. ¿Qué hace el niño? Alucina el seno. ¿Qué significa alucinar el seno? Significa una satisfacción parcial; la alucinación *es una satisfacción parcial del deseo*. El seno erótico y alucinado es un seno perdido, un agujero.

Pregunta: ¿Por qué sería parcial y no total la satisfacción alucinatoria?

Respuesta: La satisfacción absoluta del deseo correspondería a poseer el cuerpo entero de la madre; el niño no poseerá jamás el cuerpo entero de la madre; el niño sólo posee una parte de la madre, y no la posee sino alucinatoriamente. No solamente el sujeto se satisface con un pedazo sino que además ese pedazo no lo posee porque se trata de un pedazo erótico, no relativo al hambre ni a la leche, y que no puede sino alucinar. Hay que señalar dos cosas: primera, es una parte; segunda: es la alucinación de la parte. Así, la alucinación es parcial, y en realidad todas las alucinaciones son alucinaciones de cosas parciales. Aun la alucinación de un Dios majestuoso es siempre alucinación de una parte.

Pregunta: ¿Cómo puede imaginar el cuerpo total?

Respuesta: No, yo no dije imaginar el cuerpo total. Entendámonos. La suposición de que el deseo es el deseo de poseer el cuerpo entero de la madre es una suposición que postulamos nosotros, y es cierto que para fundar dicha suposición partimos de algo en que no he avanzado aún, porque he tomado otro camino en mi exposición; sería necesario hablar de la castración y del concepto de falo en la teoría analítica. Pero pienso que no es grave que no haya todavía explicado esas dos nociones que trataré más tarde. Entonces vuelvo a esto: ¿Cómo poder afirmar que el bebé alucina un seno? ¿Quién puede garantizar tal conjetura? Melanie Klein lo afirma; Freud también cuando hablaba de las satisfacciones alucinatorias del deseo.

Pregunta: ¿Hay alguna diferencia entre satisfacción y realización?

Respuesta: Esto tiene que ver con la pregunta anterior, sobre cómo se explica que el deseo se satisfaga con un símbolo. Evocaré cómo procedía Melaine Klein para fundar y corregir su teoría. Al principio, Melaine Klein iba a una guardería de bebés y se sentaba horas y horas a mirarlos y ahí escribía; no solamente tenía pacientes sino que examinaba a los niños mientras dormían. Veía cómo movían la boca o gesticulaban durante el sueño. Viendo estos movimientos, Melanie Klein confirmaba la hipótesis de que efectivamente el niño está alucinando el seno.

La idea de que el deseo un día se pueda satisfacer con el cuerpo entero de la madre es un mito; y que el niño se satisfaga con la alucinación de un seno, realizando así el deseo, es algo que podemos considerar como una inferencia.

Veamos el esquema 7: el deseo, que está aquí; la demanda del niño: "Tengo hambre", demanda que llora, que grita, que reclama; el Otro que supuestamente diría al revés: "Déjate alimentar". "Tengo hambre": del niño a la madre; la demanda implícita en esta demanda del niño es la demanda de la madre al niño: "Déjate alimentar". No hay demanda que no implique la demanda invertida del Otro.

Hasta ahora estamos en esto: primero, condición imaginaria: dos condiciones para dos objetos en particular, el seno y los excrementos. Segundo, condiciones reales aquella relativa a la hendidura de la zona erógena (orificios anatómicos). Tercero, condición simbólica: no hay demanda que no implique una demanda que le vuelva al sujeto; esta condición necesita un juego de dos demandas: la del sujeto al Otro y la del Otro al sujeto.

Pregunta: ¿No sería al contrario: que el grito nace porque la madre reconoce al niño?

Respuesta: Así es. Cuando digo demanda implícita es porque no quiero introducir un tiempo de anticipación, pero si tuviera que dar una anticipación cronológica estaría de acuerdo con usted. Efectivamente, la demanda "tengo hambre" no es posible sino en la medida en que el niño ame a la madre; es decir, en la medida en que la madre esté dispuesta y le reclame –ella a él– que se deje alimentar.

Este juego de dos demandas es importante para entender el concepto de amor. ¿Por qué? Porque la demanda en última instancia es una demanda de reconocimiento; es decir, que el niño pide comer, pero está pidiendo que se le reconozca como alguien que existe.

Pregunta: ¿Que se lo ame?

Respuesta: Que se lo ame. Exacto. Que se lo reconozca y que se lo ame. En síntesis, consideremos: el hambre como necesidad; la demanda como una demanda doble, demanda de reconocimiento en última instancia, y tercero, un deseo. Yo necesitaba explicar las tres condiciones de la separación de una parte del cuerpo (cf. esquema 5). De condición imaginaria hay dos tipos; de la condición real, el trazo; y de la condición simbólica, una demanda doble. El ejemplo que estamos dando del objeto oral es quizás el más fácil de explicar, aunque el más riguroso, porque permite ir viendo todos los pasos. Con la voz y con la mirada será diferente, pues aquí no se ve bien dónde está la demanda.

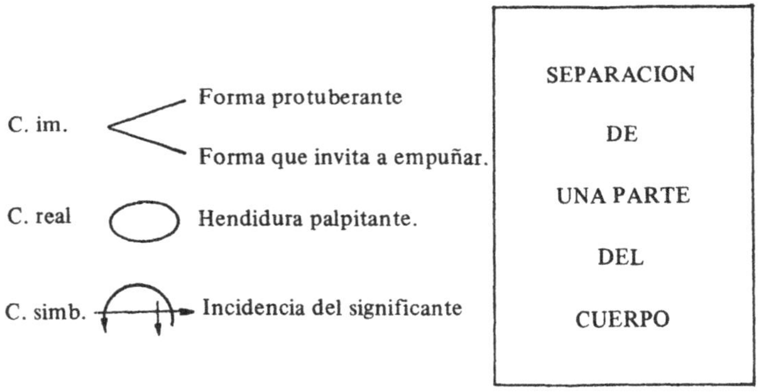

Esquema 5

A partir de las condiciones imaginaria, real y simbólica, hay tres pasos para entender el problema del objeto *a* (cf. esquema 6). Primero, el objeto se separa; segundo, el objeto no pertenece ni al sujeto ni al Otro; y tercero, el sujeto se hace objeto. Primero y segundo tiempos, cuando el objeto se alucina. Al pensarlo como alucinado es un objeto perdido, pero alucinado, es decir, perdido y recuperado en la alucinación; la alucinación es una tentativa de recuperar lo que se perdió pero al mismo tiempo una confirmación de la pérdida efectiva. Y finalmente, tercer tiempo, es que el sujeto se hace el objeto que se pierde.

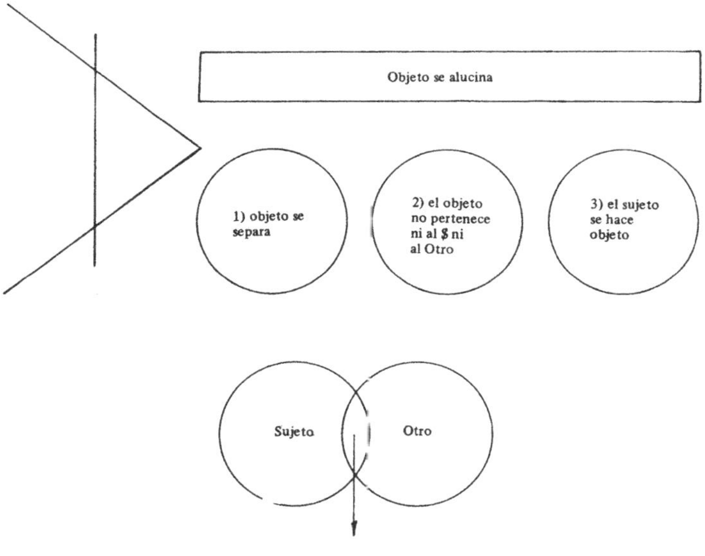

Esquema 6

Pregunta: ¿El segundo paso tiene que ver con el objeto transicional de Winnicot?

Respuesta: El objeto transicional de Winnicot sería un tipo de satisfacción alucinatoria del objeto; en lugar de alucinarlo para recuperar lo que se perdió, Winnicot dice que va a haber una serie de elementos que van a ocupar el lugar de ese objeto perdido: el chupete, la sábana, el olor, etc.

Se trató el tema del bebé y de la madre, pero en realidad eso vale para otras partes del cuerpo que se pierden. Y esto explica, por ejemplo, qué pasa, qué valor erótico tiene un seno en la relación hombre-mujer, analista-analizante; es allí donde aparece toda la problemática: es la problemática fálica.

Seminario Nº 3

Pregunta: ¿Cuál es la diferencia entre necesidad, demanda y deseo?; si se ha enfatizado que la demanda es necesariamente doble, ¿se puede afirmar que también es doble el deseo?

Respuesta: Hemos hablado de dos demandas, en realidad habría que decir que hay un único circuito de una doble demanda. Hay tres etapas: la primera, la separación del objeto; la segunda, el objeto no pertenece ni al sujeto ni al Otro; el tercer momento, el sujeto se hace objeto.

Ahora bien, hay tres condiciones: imaginaria, real y simbólica. De las tres, en lo referente al seno y a los excrementos, es sobre todo la imaginaria que interviene. La segunda condición, la real, por el hecho de tratarse de una hendidura, determina todas las especies de objeto, en particular las cuatro mencionadas: el seno, los excrementos, la mirada y la voz. De la condición simbólica señalemos que *no hay separación del objeto si no hay una demanda*, y que ésta implica la demanda del Otro. Así llegamos al punto de afirmar que habría dos demandas. En realidad habría que decir que se trata de una demanda que lleva implícita en sí la demanda del Otro; el sujeto no puede pedir el seno si no hay una madre que lo reconozca como tal, es decir, una madre que demande. Estamos interesados en el objeto *a* para llegar a formular la función radical del psicoanalista. Quiero llegar a demostrar qué valor tiene la proposición de Lacan de que el analista ocupa en la experiencia del análisis el lugar del objeto *a* y, correlativamente, situar qué es lo propio de una relación analítica. Planteemos desde ya que lo específico de la experiencia analítica es que el analista está en posición de objeto *a*.

Supongamos a alguien que se confiesa y que ha establecido una relación de transferencia con el sacerdote. ¿Qué diferencia hay entre esa relación transferencial y la relación transferencial con el analista? Freud dio una respuesta que me parece insuficiente: aquel que se confiesa le dice al sacerdote todo lo que sabe o trata de decirle todo lo que sabe, en cambio el paciente dirá al analista todo lo que sabe y todo lo que no sabe. Lo importante de un análisis es el dicho que el paciente dice sin saber lo que dice. Sin embargo eso no es suficiente. Pienso que hay otra cosa que especifica la relación analítica y que la distingue de la relación con un sacerdote, con un profesor o con un líder.

Volvamos entonces al objeto *a*. Ahora bien, la demanda no constituye una demanda doble como quizá pude haber afirmado antes; la demanda es única e incluye tanto la demanda del sujeto al Otro, como la demanda del Otro al sujeto. Establezcamos el siguiente gráfico (cf. esquema 7): "Tengo hambre", le dice el niño a la madre; respuesta de la madre: "Déjate alimentar". Flecha uno, flecha dos, flecha tres, flecha cuatro, antes de llegar a cerrar esta suerte de

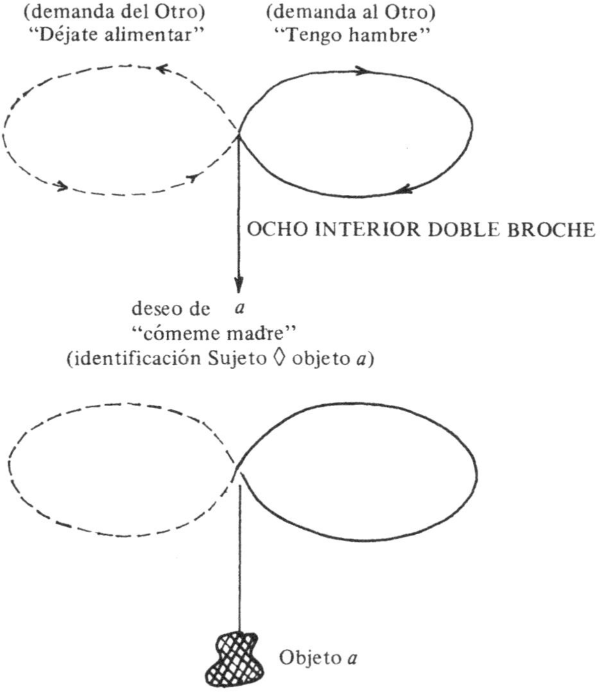

Esquema 7

doble broche (se lo llama ocho interior) o doble lazada. Cuando ésta se cierra se desprende el objeto. ¿Qué quiere decir que "cuando se cierra la demanda se desprende el objeto"? Imaginemos que se trata de un corte en una superficie. Empiezo con mi tijera aquí, sigo, y cuando acabo, al cerrar el circuito algo se desprende, como un disco residual al que llamo objeto *a*. Es decir, que la condición simbólica, más que una demanda es un corte simbólico. Ahora cambio las fórmulas y enunciamos que el corte es la incidencia significante sobre el cuerpo. Cuando el significante hace su trayecto y se cierra, ha realizado una incisión y provocado el desprendimiento de un pedazo de cuerpo con el que el sujeto se identifica.

Pregunta: ¿Qué tiene que ver eso con el planteamiento de Lacan, de la exclusión del sujeto en el lenguaje?

Respuesta: Hubiera podido empezar, por ejemplo, con esta frase: nosotros somos seres hablantes. Se hubiera aceptado fácilmente porque todo el mundo admite que hablamos y que en el análisis es la palabra lo que prevalece. Podía haber agregado: nosotros no sólo somos seres hablantes, nosotros –como decía Heidegger– habitamos el lenguaje. Demos un paso más: no solamente somos seres que habitamos el lenguaje sino seres que somos hablados por el lenguaje, es decir, algo que la palabra va más allá de nosotros.

Entonces tenemos tres grados: primer grado, seres hablantes; es un grado empírico, pero eso no es estrictamente lo que piensa el análisis. El análisis va más allá, no es tanto que hablemos, es que habitamos el lenguaje –segundo grado–, es decir, que estamos expuestos a la incidencia de todos sus elementos. El tercer grado, somos hablados por el lenguaje: estamos expuestos y el lenguaje nos atraviesa, el lenguaje habla a través de nosotros. Más aun, cuando el lenguaje, cuando un significante se dice en la forma de un dicho a través de nosostros sin que nos demos cuenta, fuera de mi intención, fuera de mi saber, se agrega un elemento más, y es que allí algo del cuerpo está afectado; la concepción psicoanalítica de la relación del sujeto con el lenguaje no tiene valor ni fuerza, si no pensamos que esa relación del sujeto con el lenguaje no sólo pasa por el hecho de que el sujeto dice algo sin saber lo que dice, sino que además cuando el sujeto dice algo y no sabe lo que dice, algo del cuerpo está afectado. Esta es la cuestión. Entonces, ahora sí puedo dar esta fórmula: los mamíferos, los seres sexuados que nosotros somos, estamos marcados en el cuerpo por el lenguaje. Finalmente, respecto del objeto *a* tenemos esta definición: el objeto *a* es el efecto de la incidencia del significante en el ser sexuado que nosotros somos. Con esta frase marcamos sobre todo la incidencia simbólica. Creo que con todo lo que dijimos respecto de la relación del niño con la madre, ustedes podrán aceptar que no puede haber caída del objeto entre el sujeto y el Otro, si no hay esta condición simbólica, que de las tres condiciones es la esencial. El objeto *a*, entonces, es el producto de la incidencia del significante en el cuerpo. ¿Cuál es esta incidencia? No es abstracta. Un ejemplo de incidencia significante que separe el objeto del cuerpo: el grito del niño. ¿Cuál es la trayectoria de incisión del significante en el cuerpo? Es la de un ocho interior que recorre un doble broche. Cuando este doble broche se cierra, algo del cuerpo cae. Este es el trazo típico de lo que es un corte significante.

¿Cuál es el valor de este doble broche? Es su aplicación en una superficie, pero no la del cuerpo, sino en la "piel" de un objeto topológico que se llama el gorro cruzado. Esto es un paréntesis, para dar la tónica del problema del gorro cruzado. Con un amigo matemático, se nos ocurrió inflar un globo después de muchos meses de aprehender el problema desde el punto de vista topológico; empezamos a hacerlo en plastilina y no resultaba práctico hasta que se nos ocurrió emplear un globo; hicimos fabricar en un taller unas pinzas especiales que aplicamos al globo y lo distribuí en un seminario para mostrar el gorro cruzado en tres dimensiones (cf. esquema 8). Imaginen un globo al que le aplican una pinza de metal que lo aprieta arriba. ¿Qué va a pasar? Va a haber un lóbulo de cada lado. Una pinza en el medio y dos lóbulos es la representación del globo en el papel que estoy haciéndoles imaginar. En verdad, la representación gráfica llamada gorro cruzado, y aun más, el globo constituye en topología una representación irregular, es decir, una mala representación de lo que es este objeto escrito en fórmulas; es una representación dibujada de algo que sólo se puede hacer correctamente en fórmula, es decir, que no hay representación visual y que el geómetra que lo representó así, que fue Klein, hizo un forcejeo para pasar de una representación escrita en fórmula abstracta a una representación intuitiva. Ahora bien, si aplicamos aquí el ocho interior, que corresponde a las dos supuestas demandas y lo imaginamos como el trayecto de un corte, van a resultar dos elementos: uno, el disco, y otro, lo que se llama una superficie de Moebius.

GORRO CRUZADO

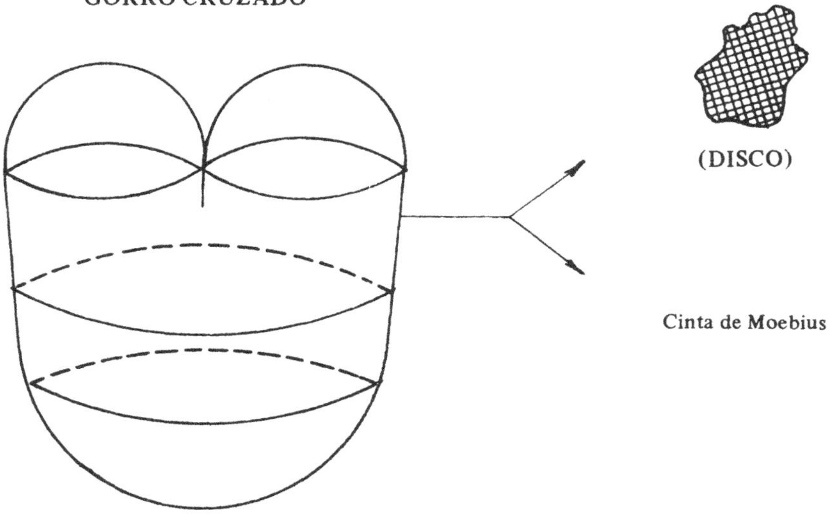

Esquema 8

No sólo Lacan se ha interesado en la topología. Meltzer en *El mundo del autismo*, en los años sesenta –no sé si conocía o no a Lacan– también trabajó con la topología respecto de los niños psicóticos. No digo que se tratara del mismo género de práctica y de los mismos objetos, pero es interesante ver que en el análisis hay como un problema para encontrar nuevos medios de pensar la relación del cuerpo con el significante, porque finalmente el recurso a la topología no es más que un modo de elaborar esta relación del cuerpo con el lenguaje.

Resumamos esta relación entre cuerpo y lenguaje: *cuando el lenguaje incide sobre el cuerpo, algo del cuerpo se pierde; esto que se pierde es el objeto* a *minúscula.*

Pregunta: ¿Qué piensa acerca del seno en sí, del seno carnal?

Respuesta: El seno que se mama, carnal, en realidad al psicoanálisis no le interesa.

Pregunta: Eso es de la puericultura.

Respuesta: ¿De la puericultura? Puede ser. Como psicoanalistas deberíamos interesarnos en saber cómo se le enseña a una madre a tomar el pecho con las manos para ponerlo en la boca del niño; es difícil. Pienso que no es fácil porque la madre está nerviosa de deseo, porque el deseo es intolerable. Creo que hay una relación íntima entre el hecho de que no sabe dar el pecho y el hecho de que para ella el deseo es intolerable. Yo no sé si las puericultoras han pensado en esto, pero sería interesante hablar con ellas al respecto.

Volvamos entonces a la cuestión: el pecho carnal no nos interesa; que el niño esté bien alimentado o no, en última instancia, sin discutir el problema de la diferencia entre satisfacción y saciedad, tampoco nos importa; lo que importa es que lo que circula entre la boca y seno no es sólo leche; lo que circula es el deseo y, cuando circula deseo, el niño está insatisfecho. Y está insatisfecho porque el pecho en tanto que objeto erótico de deseo lo satisface parcialmente, el niño tendrá la alimentación pero no tendrá el pecho erótico del deseo de la madre sino alucinado. Ahora bien, ¿dónde ubicar el objeto? Respondería: está entre el niño y la madre. Entre una madre y un niño, entre un analista y su paciente, hay un agujero, un pedazo de cuerpo perdido; perdido siempre y cuando haya amor transferencial. Entonces, ¿qué se perdió? Se perdió el cuerpo entero de la madre y el pecho erótico de su deseo. Y es allí en el lugar del agujero donde surge la alucinación. La alucinación es una posesión falsa y sustitutiva.

Intervención: En esa pérdida hay goce.

Pregunta: Entonces, ¿qué ocurre con el sentimiento y el amor de la madre?

Respuesta: La madre puede querer mucho a su hijo, pero nunca la madre podrá dar lo que él desea. El niño puede pedir una cosa y estar deseando otra. Es claro que cuando alguien pide algo, lo que pide no es lo que desea. ¿Por qué? porque habla; cuando habla y pide está diciendo una cosa y la palabra tiene tanto significado que hay otro significado que se le escapa al sujeto y a la persona a quien se dirige el pedido. Hay un malentendido radical que impide reconocer adecuadamente el deseo y satisfacerlo en consecuencia. La madre le da ternura, hace todo lo posible, pero nunca la madre dará todo como para satisfacer el deseo. La concepción del deseo en psicoanálisis es que el deseo es siempre insatisfecho.

Ahora bien, vamos a otro problema también complicado. Hemos aceptado que el significante separa algo del cuerpo. ¿Qué es el cuerpo? ¿Sobre qué superficie se inscribió ese significante? El cuerpo para el psicoanálisis –empecemos excluyendo– no es lo que para el anatomista, ni para el fisiólogo, ni para el biólogo, ni para el filósofo; el cuerpo para el analista es un lugar de goce; ésa es la definición. Cuando se piensa en términos de cuerpo, hay que pensar que un cuerpo es el lugar del goce. ¿Nosotros rechazamos a los biólogos? No. ¿Nosotros estamos en desacuerdo con que existen alteraciones biológicas, químicas en la melancolía o en la maníaco-depresión? No es nuestra interrogación. La pregunta que nos formularemos no es sobre el mecanismo químico de la psicosis maníaco-depresiva, sino si estoy trabajando con un paciente maníaco-depresivo, qué relación tiene con el dolor, qué relación tiene con el duelo, qué relación tiene con la melancolía; cuál es el problema del superyó, el de la voz y el del dolor. Este sujeto que tengo delante tiene una manera simbólica que le es propia de tratar su enfermedad; "tratar" en el sentido de sentir su propia enfermedad; escuchar las voces superyoicas y los reproches que él se hace. Por más hormonas y componentes químicos que estén en juego, hay algo simbólico que es indiscutible: el paciente seguirá soñando y lo simbólico del sueño será lo simbólico del sueño, por más que descubramos cómo se produce químicamente un sueño.

Entonces el cuerpo para nosotros no es el cuerpo del médico, ni el cuerpo del biólogo, ni el del fisiólogo; no es el cuerpo de la ciencia; el cuerpo para nosotros es un lugar en el que se goza, es el lugar del goce. Para nosotros, "cuerpo" equivale a cómo goza; la pregunta del analista es "¿dónde está el goce?" Puedo cambiar la pregunta: –¿Cómo sufre? ¿Cómo se satisface?–, lo que no significa que un analista en el curso de un análisis no deba interesarse, cuando un paciente tiene que ir a hacerse unas radiografías porque le han descubierto algo raro en algún lugar del cuerpo; será porque soy médico, no sé, pero yo estoy atento; lo que define mi posición en la relación es la manera de interrogar al cuerpo en tanto que lugar de goce, lo que no quiere decir que no me interese en cierto tipo de problemas clínicos que pueden surgir en el curso de la vida de un paciente.

Vamos ahora a precisar esto: si el cuerpo para el análisis es el lugar del goce, un ejemplo de cuerpo que goza es la exposición del cuerpo a la máxima prueba, el dolor; ejemplo de un cuerpo que goza es un cuerpo que sufre intensamente un dolor. Entendámonos: "goce" quiere decir "satisfacción y pena"; goce no es solamente placer; es algo que va más allá del placer; goce es tensión, para retomar los términos de Freud, una tensión excesiva, una máxima tensión; placer es una disminución de la tensión, el placer tiene que ver con la posición de Epicuro; Epicuro era placer; es hacer lo menos posible, bajar la tensión, no gastar, no perder, no perder nada, lo mínimo posible. Goce, al contrario, es perder, gastar, gastarse; implica satisfacción e implica pena. Es en ese gasto que la teoría analítica piensa un cuerpo gozante. Como cuando el perverso voyerista está detrás de los árboles mirando a las parejas en plena noche haciendo el amor, y como todo buen voyerista, haciendo además lo necesario para que la pareja se dé cuenta de que él está ahí, porque lo del voyerista no vale si no le tiran piedras e insultos, es fundamental; no hay voyerista que no sea perverso, pero el perverso es fundamentalmente masoquista. El voyerista mira y espera que lo descubran, que le tiren piedras y que lo insulten; si no, no se trata de un perverso, se trata de un neurótico que juega a ser perverso, que en general es una confusión muy difundida entre el perverso y el neurótico que sueña con ser perverso. Todos los neuróticos sueñan con ser perversos sin llegar a serlo jamás. Cuando el perverso pone en acto el fantasma perverso del neurótico, no significa que el perverso tenga éxito en su operación; porque cuando instala en acto la escena de ir al árbol, esconderse, mirar y esperar que le tiren piedras, que lo insulten, inclusive que llamen a la policía, el perverso se angustia muchísimo, después del acto se deprime y se siente el más idiota de todos los neuróticos del mundo, se siente ridículo. Hay algo casi del orden de lo cómico: el neurótico hace reír porque juega, quisiera ser perverso, y el perverso también provoca risa, cuando uno ve toda la operación que instala y que termina con una especie de castillo de cartas que se derrumba.

¿Cuál es el goce del perverso? Cuando el voyerista está mirando, el cuerpo está en la máxima tensión, está gastando, está perdiendo la mirada. Entonces, la fórmula de que la incidencia del significante en el cuerpo provoca una pérdida significa que esa pérdida equivale a una máxima prueba por la que atraviesa el cuerpo; significa que el cuerpo está gozando. "Goza" quiere decir "pierde". Primera definición del goce: decir que el cuerpo es el lugar del goce equivale a decir que el cuerpo goza con la pérdida o en la pérdida hay goce; la pérdida, en el sentido de desgaste, de prueba, de hazaña, de máxima prueba, de máximo límite, es siempre parcial y local.

El cuerpo para el analista es el lugar del goce, y las preguntas que debe hacerse frente al cuerpo son: ¿cómo goza?, ¿qué pasa con el cuerpo?, ¿cuál es la relación con el goce? Esto me evoca una anécdota. Estaba trabajando este cuestión del goce y había llegado a la conclusión de que finalmente la pregunta del analista respecto del cuerpo es cuál es el goce; asistí con un amigo, también psicoanalista, a un espectáculo de danza hermosísimo, de dos bailarines italianos extraordinarios, Paolo Bertolucci y Carla Fracci; Bertolucci en un momento se toma de la barra, levanta el pie izquierdo, lo balancea hacia adelante y hacia atrás, rozando ligeramente el suelo. Ese momento me pareció el instante culminante del espectáculo. Cuando salimos, le propuse a este amigo que hiciéramos una prueba: que nos preguntáramos como analistas dónde, en el espectáculo, había goce. La primera respuesta que surge es: "El goce está en mirar"; el goce es de los espectadores. Habría que discutir si efectivamente se trata de ver o de mirar, de un goce o de un placer.

Ahora bien, el voyerista mira: él no ve, él mira. No sé si nosotros, espectadores, mirábamos o veíamos; si se trataba de ver, se trata de placer; si se trataba de mirar, se trata de goce. Sigamos preguntándonos: ¿dónde está el goce? Entonces, no en los espectadores. El goce de este espectáculo está en los propios bailarines. ¿Qué cosa de los bailarines? Nos despedimos sin respuesta y cuando llegué a casa seguí pensando en esta cuestión. Lo que se me ocurrió lo escribí esa misma noche en una carta a mi amigo: creo haber encontrado el lugar del goce en el espectáculo: es el pie de Bertolucci. ¿Por qué el pie? Porque ese pie era algo que Bertolucci había perdido; el pie de un bailarín como él significaba en ese momento el lugar del cuerpo que ya no le pertenecía. Bertolucci ha trabajado tanto ese cuerpo y lo ha usado tanto, hay tanta repetición, tanta vida que ha pasado sobre ese fragmento de cuerpo –porque imagino la disciplina, el trabajo de ese hombre que además no es un bailarín joven–, que diría que Bertolucci no posee más ese pie. El lugar del goce en un espectáculo de danza (visto desde este angulo, que puede ser muy parcial pero que me sirve para que se comprenda lo que significa perder cuando se ha vivido bastante) está no en el nivel primario de la relación con el pecho, de la relación bebé-madre, sino en un nivel relativo a la sublimación. Estamos usando el mismo aparato, la misma manera de comprender, pero en otro nivel. La repetición simbólica aquí es la disciplina del cuerpo, el trabajo, las mil y una veces que debe haber forzado ese cuerpo para darle el punto exacto en que el pie tocaba con arte el suelo.

Quiero decir con esto que la repetición, la incidencia significante sobre el cuerpo, no tiene necesariamente la forma de una palabra enunciada, de una demanda formulada. La incidencia significante puede ser la disciplina que ha hecho que Bertolucci perdiera ese pie; la repetición significante son las horas, los días, el trabajo incesante.

Y esto nos lleva a una conclusión decisiva: la pregunta adecuada no es "¿quién goza?", sino "¿qué cosa goza?" Así llegamos a esta idea: el cuerpo es el lugar del goce. ¿El sujeto se da cuenta de que goza? Diría que de la misma manera que con el inconsciente, el sujeto no sabe que goza. Hay un sufrimiento del cuerpo propio de un bailarín como Bertolucci, que él no puede medir bien y que se condensa en ese gesto sublime del movimiento del pie.

Uno puede reconocer cuándo tiene placer pero no la medida de lo que pierde; no sabrá reconocer ni medir el grado de prueba a la que el cuerpo está sometido. Es decir, uno puede reconocer el placer, pero no puede medir el goce. Esto nos lleva a otra conclusión: el goce no es un goce del cual el sujeto sea consciente. Dicho en otros términos: el goce es un goce del cual el sujeto está excluido.

Pregunta: Es una cierta manera de paraíso perdido.

Respuesta: El paraíso perdido es el cuerpo entero de la madre; el paraíso perdido es el incesto; el paraíso perdido es el cuerpo supuestamente total del que puedo gozar; o bien, el paraíso perdido es el cuerpo total del que puedo gozar, sea del Otro, la madre, o sea el cuerpo que yo pueda gozar con mi cuerpo entero. Es lo mismo.

La satisfacción supuestamente absoluta del deseo es un tipo de goce. Hay tres instancias del goce. Hasta ahora hemos mencionado dos: una, es la instancia de goce general, global, total, que hemos llamado de diferentes formas; para la histérica, según mi interpretación, la locura; para el obsesivo, la muerte; para el niño, gozar del cuerpo entero de la madre. Todas son dimensiones de un goce total, global, de una suposición mítica: de que el deseo un día pudiera satisfacerse enteramente. Es goce lo que cree ver el perverso cuando está detrás del árbol mirando a las parejas; lo que está mirando es el goce, la instancia absoluta del goce en la imagen de la pareja haciendo el amor. La diferencia entre la relación del neurótico y la del perverso con el goce como instancia mítica consiste en esto: el neurótico le da una figura a ese gozo, lo supone, lo imagina –no es necesario que sea mentalmente–, lo refiere, como me decía esta mujer: "No quiero gozar sexualmente hablando porque tengo miedo de volverme loca". El perverso es diferente, el perverso no lo imagina, el perverso lo va a buscar; él cree que es posible crearlo en el Otro; cuando va a mirar detrás de los árboles no es que lo imagine, lo está buscando allí en la pareja de amantes.

Pregunta: ¿En el suicidio?

Respuesta: ¿Qué tipo de suicidio? Hay varios tipos de suicidio: suicidio histérico, melancólico o esquizofrénico. El melancólico se mata de una manera que es totalmente diferente a un histérico. En general el suicidio de un histérico es un suicidio en el que se le fue la mano; no es un acto. Un suicidio acto es un suicidio en el que el sujeto, efectivamente, da el paso de franquear este umbral que es el goce-Otro. Da el paso, para franquear el Rubicón de César. Pero no todo suicidio es un paso que franquea un límite. Por eso digo: ¿qué tipo de suicidio?

Pregunta: ¿En el que usted llama acto?

Respuesta: Quizá sepamos diagnosticar por el suicidio cierta problemática, quizá podemos intuir, a partir del tipo de muerte, qué paso, pero fundamentalmente no sabremos nunca darle un sentido a un acto tan radical como el suicidio. La única frase que diría es que el suicidio de un escritor como Mishima o como Montherlant probablemente sea un acto que significó franquear ese límite de un goce, de otro tipo que el goce limitado por partes, con miradas, con el pecho, con el dolor. No estamos más en la dimensión de lo local, de lo limitado, estamos en otra dimensión. No quiero decir con esto que hagamos una interpretación resolutiva, una interpretación última de lo que es un suicidio como acto. Probablemente sea un ejemplo de una relación con el goce-Otro, en la que el sujeto efectivamente abre la puerta de ese lugar del que estamos obligadamente exiliados. El éxtasis del místico, sea mujer o sea hombre, también puede ser un ejemplo del goce-Otro, de gozar con todo el cuerpo y no sólo con partes del cuerpo.

Entonces, primera instancia del goce es aquella mítica, supuesta, a la que hemos dado varios nombres. Sin embargo la denominación más correcta, para que se pueda seguir trabajando y pensando es definir esa instancia del goce-Otro como *el lugar en el que no hay significante sexual*. Es una definición por la negativa. Si queremos avanzar hay que pensarlo como el lugar que ningún significante sabrá nombrar. ¿Cuál es ese lugar? A ese lugar que no tiene nombre el análisis lo concibe como el lugar del sexo. ¿Qué sexo?

Cuando decimos "sexo" no nos referimos al sexo genital; hablamos de la capacidad sexual del cuerpo, a saber, su capacidad de goce, su capacidad de pérdida. En otras palabras, el psicoanálisis sitúa esa instancia primera del goce Otro como el lugar de un sexo innombrable, de un sexo que no sabremos calificar de masculino o femenino.

Nosotros, analistas, nos interesamos en el cuerpo como goce y sin embargo no sabemos con certeza en qué consiste la diferencia entre el goce de la mujer y el del hombre; eso es lo que quiero decir con "no hay relación sexual". Nosotros decimos que el cuerpo no nos interesa más que como lugar de goce, pero cuando se trata de saber qué es el goce, es decir, qué significa que ese cuerpo goza, cuál es el goce del místico, por ejemplo, cuál es el goce de ese supuesto suicidio como acto, nosotros sabemos que está en juego el goce, pero no sabemos decir si se trata de un goce masculino o de un goce femenino.

El psicoanálisis reconoce lo insondable del goce pero no se limita a esta declaración. Si el psicoanálisis se limitara sólo a declarar "el goce es un misterio", devendría una mística frente al abismo. El trabajo de la teoría consiste no en tapar el agujero sino en tratar de definir, mejor aun, de escribir los límites de ese agujero. La fórmula de Lacan "no hay relación sexual" es un modo de limitar el agujero y de definirlo por lo que falta. Pero, ¿qué es lo que falta? Falta un significante con el que podamos inscribir o escribir el sexo. "No hay relación sexual" significa que no hay significantes sexuales que se articulen entre sí, que hagan relación entre sí.

Cuando el análisis propone como axioma que la relación sexual no existe, esto no quiere decir que no hay encuentro sexual entre un hombre y una mujer, sino que nosotros no sabemos qué es el goce. En el encuentro del amor de un hombre y una mujer, lo que está en juego es la instancia local del plus de goce. La relación sexual está lejos de ser lo que en cierto tiempo algunos filósofos pensaron, el momento culminante en el que dos cuerpos hacen uno solo. Eso es contra lo cual Lacan se subleva: que la relación sexual entre un hombre y una mujer pueda formar un solo ser. Es la posición que adopta Aristófanes en el *Banquete* de Platón.

Mas no hace falta la clínica de los pacientes para saber que en general en la relación entre un hombre y una mujer hay algo que siempre está fallando. ¿Cómo gozan el uno y el otro? No lo sabemos bien; sabemos que una mujer goza de una manera diferente que el hombre. Ambos cuerpos no pueden hacer uno porque hay una disidencia de goce sexual. ¿Qué quiero decir? En una relación sexual efectiva, lo que hay es una relación de un cuerpo con un pedazo de otro cuerpo. Tanto el hombre como la mujer gozan con una parte del cuerpo. Si cada uno me replicara que goza con el cuerpo entero del otro, contestaría: "De acuerdo, pero con el cuerpo entero del otro reducido a un objeto". Ya no se trata del goce del cuerpo entero del Otro, en la dimensión de goce-Otro, que sería el caso del místico que goza con Dios; cuando el místico hace el amor con Dios, es con Dios entero, con el cuerpo entero que goza. Cuando se trata de una relación sexual efectiva se goza con el cuerpor del Otro reducido a un objeto.

Vuelven las preguntas: "¿Quién es el otro?" "¿Quién es el *partenaire* en una relación sexual?" En el momento del llamado orgasmo sexual, ¿quién es el otro? El otro en ese momento está reducido a un objeto; lo que significa que el sujeto que estamos tomando como parte activa también queda reducido a un objeto para el otro cuerpo.

Se comenzó situando el objeto *a* en general como un producto heterogéneo al sistema que lo había producido. Primero ese producto se separa con la acción significante de un dicho que figuramos con el doble broche. Segundo la parte desprendida es heterogénea a aquello de lo cual se separó. Tercero, aquello que se separa no pertenece ni a uno ni a otro, ni al sujeto ni al Otro, ni al niño ni a la madre. Cuarto, el objeto se podía considerar desde la perspectiva del goce, como un plus de goce respecto de la instancia goce-Otro (cf. esquema 9).

Hay tres instancias del goce. La primera es la de un goce mítico, relativo al cuerpo como todo, goce que designamos como el lugar donde no hay significante que signifique el sexo, el lugar de la no-relación sexual.

La segunda instancia se refiere no al cuerpo todo sino al cuerpo parte, a la parte en exceso, residual y perdida. Este es un goce parcial y local; íntimamente ligado a la incidencia del significante. Mientras el goce-Otro es un lugar sin significantes sexuales, el plus de goce depende de la determinación del significante.

Supóngase que alguien en una sesión de control me preguntara: "Quisiera que usted me indicara, en el relato de este paciente, dónde está el objeto *a*". En principio tendría que responder: "Mire, el objeto *a* es inasible; en la medida en que es un agujero deseado y no poseído no sabré decirle dónde está".

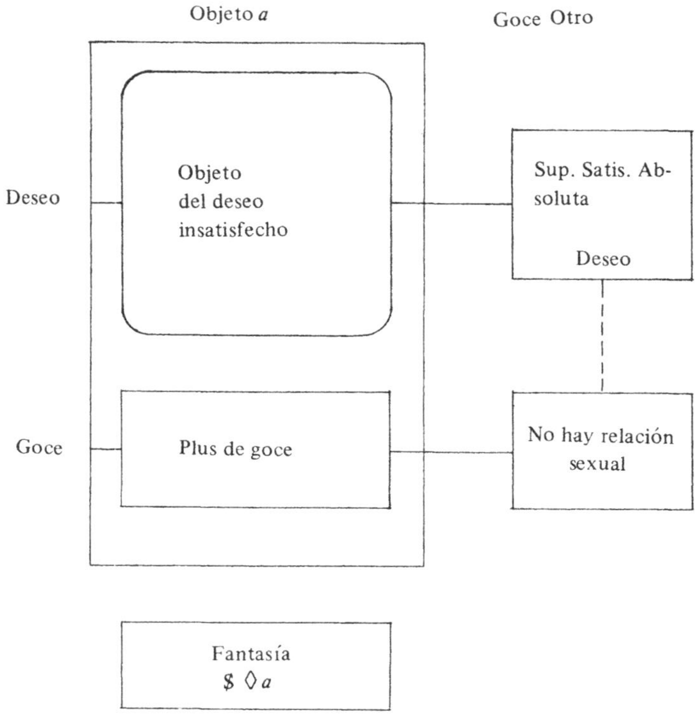

Esquema 9

Sin embargo, ésta no es una buena respuesta. Para responder correctamente tendríamos que hablar de fantasía, Melanie Klein hubiera dicho inconsciente. Nosotros vamos a decir: ni inconsciente ni consciente; para Freud la fantasía era consciente-inconsciente como una instancia en constante movimiento; él la llamaba el "negro-blanco", porque cambia constantemente de registro.

La fantasía consiste, esencialmente hablando, en el momento en el que el sujeto se hace objeto; es un cierto tipo de identificación en la que el sujeto se identifica con el objeto perdido. El niño pierde el seno y se convierte él mismo en el seno perdido; el niño pierde los excrementos, y él es caca.

El voyerista que está detrás del árbol es sólo ojos, todo ojos, todo mirada. ¿Cuál es la diferencia entre ver y mirar? Mirar es mirar cuando uno es todo mirada; ver: yo puedo ver y no ser todo ojos, puedo ver y al mismo tiempo estar reconociéndome cuando veo.

Decir que el niño no sólo pierde el seno sino que deviene seno; o que el niño no sólo le da la caca al Otro, sino que el niño *es* caca, es el mejor modo de entender qué significa la fantasía.

La fantasía es la conjunción del sujeto con el objeto *a*; el sujeto lleva trazada una barra; la relación de conjunción esta representada como un rombo. Esta es la fórmula de Lacan: $\$ \lozenge a$. La fantasía es el sujeto hecho objeto. La lógica del objeto seno era: "Tengo hambre", "Déjate alimentar"; y cuando se separa el objeto, y el sujeto se identifica, la frase sería: "Cómeme, madre". La fantasía es la de ser objeto de canibalismo del Otro; esta fantasía, en última instancia, interesa no sólo para desarrollar el tema del bebé y la madre, sino del paciente adulto en análisis cuando se instituye la fantasía de ser devorado; o al revés, de devorar el cuerpo del analista.

En realidad, la separación del objeto se distingue en un tiempo de reflexión; pero teóricamente, la caída del objeto es solidaria de la identificación del sujeto con el objeto que se pierde. No hay pérdida verdadera sin que el sujeto se identifique con aquello que pierde. Desde el punto de vista psicoanalítico, *nosotros somos aquello que perdemos.*

Pregunta: Esto de la devoración, "devórame", ¿es la primera caída por la cual pasan los humanos?

Respuesta: Esa fue la posición teórica de Abraham. Abraham creía que hay una primera, una segunda y una tercera caídas que definen, según la edad, las diferentes etapas oral, anal, etc. Nosotros no lo pensamos así.

Pregunta: Antes de denominar la primera caída del seno, usted había mencionado otra caída, así que no son cuatro sino cinco si contamos la de la placenta.

Respuesta: Primero que nada, no son primera, segunda, tercera. No hay una etapa oral, anal, etc. Esto sería una manera de pensar las caídas temporalmente en la evolución del niño. Segundo: estas caídas son las especies particulares de objeto *a*. Hay cuatro especies particulares; pero en realidad hay varias otras especies, siempre y cuando la separación se produzca bajo las condiciones que hemos mencionado. Por ejemplo, el pie de Bertolucci: no mencioné ninguna "etapa-pie" que caracterizara la pérdida del pie como objeto; sin embargo creo no equivocarme en pensar que algo relativo y parcial del cuerpo de Bĕrtolucci se perdiera. Recuerdo a ese paciente adulto de treinta años que le dice a su analista: "Le tengo que contar: desde hace años me cuesta mucho expresarlo —porque no es fácil—, pero lo que quiero es comérmelo". La fantasía "Me lo quiero comer" sería interpretada por Abraham como la fijación de este paciente a la etapa oral. Esta manera de formular el problema no nos hace avanzar. En cambio, al analista que controla conmigo y me dice: "Este paciente me dijo: 'Me lo quiero comer'", le diría: "¿Usted me preguntó cuál era el objeto *a* en el análisis?; el objeto *a* en el análisis está en la fantasía de devoración". No hay objeto *a* abstracto, la única instancia clínica en la que el objeto *a* es reconocible es en la fantasía, y la fantasía es un modo de goce, es el plus de goce. El perverso que está detrás del árbol está gozando parcialmente con la mirada que pierde y en ese momento él está poniendo en acto la fantasía de ser él mirada. El paciente que dice al analista: "Me lo comería" está en ese momento gozando del pecho; está gozando de un plus de goce; eso implica que él o el analista ocupa el lugar del objeto porque esto es recíproco. Usted me preguntaba por el analista y el objeto *a*; ahí tiene un ejemplo del analista y del objeto *a*: "Me lo comería"; esto es, el analista está en el lugar del pecho que el sujeto se comería. Pero ocurre que en la fantasía, identificar al otro con un pedazo de cuerpo no excluye que el propio sujeto, en este caso el paciente, se identifique con la fantasía de ser comido por el analista; van juntos; la fantasía es alternativa.

Pregunta: ¿El "comerse a sí mismo" podría ser el enunciado de una fantasía?

Respuesta: No afirmaría eso. Diría mejor que el sujeto es aquello que perdió. El sujeto es el alimento. Si uno dice comerse a sí mismo, parece que hubiera todavía algo activo. Prefiero pensar que en la fantasía el sujeto se identifica con el objeto bajo la forma: yo soy aquello que el otro come o yo me como al otro. Siempre hay otro en la fantasía; justamente es ése el objeto.

Hay un texto de Freud al respecto que recomiendo, *La fantasía histérica y su relación con la bisexualidad*; es un texto corto, muy estimulante para pensar en el trabajo con los pacientes. Freud, hablando del fantasma histérico, demuestra que en la fantasía el sujeto ocupa cualquiera de los dos lugares, tanto el lugar pasivo como el lugar activo. Cuando el analizante confesaba: "Me lo comería", el paciente como sujeto puede ocupar los dos lugares: pero esto no significa comerse a sí mismo; reducir el otro a un pedazo de cuerpo y comérmelo, o bien, reducirme yo a un pedazo de cuerpo y ser comido por el otro; los dos sentidos son válidos.

¿Qué relación existe entre la alucinación y la fantasía? Freud nunca distinguió bien el sueño, la fantasía y la alucinación. Reconocía no saber diferenciar estas tres instancias psíquicas: alucinación, fantasía, sueño; sueño, en el sentido de "alucinación del sueño", el sueño como alucinación. El llamaba al conjunto de estas instancias "psicosis alucinatorias del deseo". Para mí esta denominación es interesante, porque con ella Freud rompe la intuición de pensar al psicótico como un mundo aparte y nos sitúa en un sector indeterminado en el que cuando uno sueña, alucina o fantasea, la psicosis está presente.

A estas formaciones –fantasía, alucinación y sueño– se me ocurrió llamarlas *formaciones del objeto* a, haciendo *resonancia* con formaciones del inconsciente. ¿Por qué llamarlas formaciones del objeto *a*? Trato de juntar en una misma denominación instancias diferentes pero formadas según un mecanismo común: el sujeto se hace el objeto que pierde; esto es lo que me parece importante retener. Esta identificación con el objeto, sea en la alucinación, sea en el sueño, sea en la fantasía, es un modo que el sujeto tiene para satisfacer parcialmente el deseo. La fantasía es una satisfacción parcial del deseo. Por eso en los gráficos de Lacan, que están en *Subversión del sujeto*, la fantasía está directamente conectada con el deseo. El deseo, pues, se satisface, se sostiene con la fantasía. Cuando el sujeto dice: "Me lo comería crudo", lo que está haciendo es satisfacer parcialmente un deseo; no satisface el deseo, el deseo queda insatisfecho, hay una satisfacción sustitutiva y parcial.

Cuando el perverso mira y es todo mirada está satisfaciendo con una puesta en acto perversa un deseo; también es una satisfacción sustitutiva del deseo. La alucinación es lo mismo; decir que el niño alucina el pecho significa que en ese momento el niño es el pecho que alucina, el niño es todo pecho; ser el pecho, alucinarlo, es una manera parcial de satisfacer el deseo.

En una palabra, hay dos maneras de satisfacer parcialmente el deseo: una, con el objeto de la fantasía; otra, con el significante. El deseo se satisface con pedazos de cuerpo y hablando con ciertas palabras, con palabras que tengan peso. Son las dos únicas satisfacciones sustitutivas parciales del deseo

Seminario Nº 4

Pregunta: "Brecha" significa no solamente "apertura" sino "posición", "lucha", "conflicto entre bordes", "entre límites".

Respuesta: "Hiancia" es una palabra que encontré cuando tuve que corregir la traducción en español de los *Escritos* de Lacan. La palabra "hueco" en francés es *trou*, y es interesante desde el punto de vista topológico. Un topólogo amigo mío, fallecido hace poco tiempo, conocedor de la topología lacaniana, reconoció en Lacan dos épocas: la época corte y la época agujero. Es muy interesante considerar que el agujero sería otra dimensión diferente a la del corte. Para abordar esta diferencia correctamente tendría que hablar del agujero como simbólico. Me explico. Antes distinguimos una instancia que era el conjunto menos 1 (consistencia); luego, una segunda instancia, el 1 en más o el 1 en menos (ex-sistencia). El conjunto consiste porque un elemento ex-siste. El elemento ex-siste al conjunto y por eso le da consistencia; hace falta que haya uno que esté afuera para que el resto se agarre de la mano; hay que echar a uno para que los otros queden; al que echan es al padre: la figura del padre es la figura del elemento excluido. No quiero decir que al padre lo echen fuera de la casa; quiero decir que la función del padre es la función del elemento excluido, que un padre ordinario sabrá o no asumir. Nunca el padre de una familia sabrá finalmente adecuarse a la función paterna porque es una función definida por su carácter de elemento excluido.

Tenemos entonces dos elementos: la ex-sistencia y la consistencia; Lacan agrega un tercero: el agujero. Hay, pues, una tríada: el agujero, la ex-sistencia y la consistencia. En cuanto a este agujero se podría decir que es el agujero que deja el *uno* que falta. En la etapa corte, Lacan se preocupa por el corte significante; en la etapa agujero, Lacan se preocupa por la relación del conjunto y el 1 en más o en menos. En esta etapa agujero Lacan habla de nudo borromiano en el que el problema del agujero aparece claramente.

En una de las últimas intervenciones de Lacan, al final de un congreso en el año 80, decía: "¿Qué es un agujero? ¡Si alguien pudiera ayudarme! ¿Cómo definir un agujero?"

En primer lugar, desarrollaré la función del analista, y en segundo término, la formación del analista.

Comenzaré por la función psicoanalítica primera, la más primitiva. Se plantea el problema del predicado: ¿Qué predicado corresponde a la palabra "analista"? ¿Qué atributo hace falta para definirlo? Podemos trabajar las funciones de analista, pero definirlo por un atributo o un predicado, es imposible. La definición de un analista, en última instancia, es imposible. Se me dirá: "Sí, un analista es aquel que tiene un paciente; no hay analista sin paciente". Pero decir eso no es definirlo; ésa es la condición para que haya un analista, pero no su definición. Y de la misma manera en que Lacan enuncia "la mujer no existe", nosotros diríamos: "el analista ("*el*" universal) tampoco existe"; no hay analista con una A mayúscula; no hay "El Analista"; en cambio, sí hay analistas. Hay analistas, y cada uno tiene un estilo de analista. Aquí entra en juego un planteo ético. Se me podría preguntar: "¿Quiere decir usted que si no hay El Analista, no hay ideal de analista?" Respondería entonces: "No hay ideal de analista. No hay analista universal; y eso debido a la función, al trabajo y a la labor que el analista hace. No hay patrón universal de analista. Hay muchas razones para avanzar en esto. Empiezo con una fórmula, que aunque no sea inmediatamente comprensible, va a servir para marcar la dirección por la que quiero ir. No hay, entonces, analista universal, pero sí hay *algo* del analista. Primero, no hay *el* analista, hay analistas, y segundo, hay *algo* del analista; digo *algo* porque no sé cómo traducir del francés *Il y a "du" psychanalyste*. ¿Cómo lo traducirían ustedes?

Pregunta: "Hay psicoanalista" ; no hay *el* psicoanalista, sino que "hay psicoanalista", simplemente. Por ejemplo, estoy en una mesa y le digo al mozo: "¿Hay pan?" Cuando uno dice "hay pan", el pan puede ser una migaja o puede ser un pan; puede ser todo un pan.

Respuesta: Ustedes saben que Lacan puso una barra oblicua al *La* para decir que no hay "L/a mujer". Podríamos decir que con "El analista" le atravesamos una barra para decir: "No hay El analista". Entonces, ¿qué hay? Hay dos cosas: hay una comunidad de analistas, un conjunto de analistas, una serie de analistas, por un lado; y por el otro lado hay algo de lo analítico, algo del analista: hay analista. Al decir, hay analista, saco la persona; pongo algo del objeto. Eso es lo que quiero marcar con esto; es el carácter de objeto del analista. Decir "hay pan" es algo del carácter de objeto, de objeto a consumir.

Con este propósito relativo al vocabulario hemos allanado enormemente la cuestión. Retomemos ahora una a una las diferentes funciones del analista. Su primera y más primitiva función es la de ser el Otro de la palabra, es decir, aquel que abre el lugar de la palabra del paciente. Es la función más simple, más clara, más aceptable por todos. Un analista es aquel que crea, por intermedio de un acto, el lugar de la palabra; la sesión comienza con un "Lo escucho"; algunos analistas no dicen nada; en todo caso, aunque no se diga nada o aunque se diga "lo escucho", el analista, por su sola presencia allí, abre el lugar de la palabra. Esa función la vamos a llamar Otro de la palabra. El Otro con mayúscula. Le podemos llamar también el Otro de la demanda. ¿Por qué? Porque es el Otro a quien se destina la palabra que pide. Ocurre que ese Otro de la demanda lo vamos a ir complicando cada vez más, hasta llegar a una segunda función importante.

En la medida en que el paciente se dirija al analista y lo constituya en el destinatario de su mensaje, éste ocupará progresivamente el lugar del *Otro del saber*. En cierto momento de la evolución de una cura, el paciente se pregunta sobre la capacidad o el saber del analista: "Mi analista sabe" o "Es un ignorante". En general, se desconfía del analista sobre un fondo de confianza del que el paciente no es consciente. Ocurre una trampa: considerado el analista en tanto que Otro sometido a la alternativa de saber o no saber, el paciente entra en la trampa de tipo neurótico de enseñarle al analista; esto significa que enseñar supone que el otro no sabe, y es tan válido creer que el otro sabe más que uno, como creer que el otro no sabe. La alternativa parece opuesta, pero se trata de lo mismo. Ejemplo: el paciente que duda del saber de su analista es el mismo paciente que en cierto momento se verá llevado a enseñarle al analista, a adoptar actitudes como si le quisiera enseñar; "enseñar" quiere decir "mostrarle", "darle", "ofrecerle"; lo contrario de lo que sería la desconfianza, en la que el paciente retrocedería.

Pero ésa es sólo la primera función del analista como Otro de la demanda y del saber. Lo más importante no es si desconfía o confía en el saber del analista; lo más importante es que el analista, en la medida en que las demandas le sean dirigidas, progresivamente en el curso de un análisis va a constituirse en el saber mismo del paciente. Esto es, no sólo voy a ver si él sabe o no sabe, sino que él va a devenir, en un cierto tiempo de relación analítica, mi saber, mi propio saber; es decir, va a constituirse en el inconsciente; va a convertirse en el proceso de un análisis, en mi inconsciente. ¿Qué quiere decir que se va a convertir en mi inconsciente? Quiere decir que todas las manifestaciones que el propio sujeto considere como manifestaciones del inconsciente, las va a ligar, vehicular y vincular con su analista, hasta el punto de colocarlo en el lugar del inconsciente. Esta suposición no significa que sea una suposición mental; no hace falta que él piense: "Mi analista es mi inconsciente". Está implícito en la palabra y en los dichos dirigidos al psicoanalista. Eso es lo que se llama la figura del Sujeto-Supuesto-Saber. El Sujeto-Supuesto-Saber no es aquel que yo supongo que sabe, no es el profesor-supuesto-conocer algo. "Sujeto-Supuesto-Saber" significa que supongo, aunque no sea una suposición mental, que el inconsciente como saber está encarnado en alguien; o al revés: que alguien representa y encarna el inconsciente, el saber inconsciente. "Sujeto-Supuesto-Saber inconsciente" significa que el inconsciente tiene figura de carne y hueso en la persona del analista. Ahora bien, en tanto que Otro de la demanda y en tanto que Otro del saber (Sujeto-Supuesto-Saber) el psicoanalista forma parte del síntoma.

Pregunta: ¿El analista como aquel que se deja situar en el lugar que el paciente espera que se sitúe?

Respuesta: Es cierto, eso ocurre, pero es lo contrario de lo que tendría que ocurrir. En general, hay que estar allí donde menos se lo espera.

Pregunta: ¿Cuál es la relación entre las diferentes posiciones del analista con el manejo del silencio y de la intervención del analista?

Respuesta: En primer término quiero situar las funciones. La hipótesis que me parece decisiva es que el analista forma parte del síntoma y que esto define el síntoma como analítico. El síntoma analítico se caracterizaba por tres cosas. *Primero*, la puesta en forma del relato, el cómo habla; no me interesaba la eritrofobia en sí sino cómo presenta la eritrofobia; no me interesa el síntoma fóbico, me interesa cómo habla del síntoma fóbico, cómo dice: "Tengo miedo de que me ocurra algo en ese momento, repentinamente"; es la palabra *repentinamente* la que me interesa; es cómo dice lo que sufre. *Segundo*, un síntoma analítico es la discordancia en el relato de cómo lo sufre. Y *tercero*, y es lo importante, el síntoma analítico comporta la presencia del analista. ¿Qué quiero decir? Que si pensamos en una neurosis obsesiva en el curso de un análisis, y el analista en un control me dice: "Tengo un paciente desde hace tres años; considero que es una neurosis obsesiva" (independientemente de las cuestiones de si vale o no vale diagnosticar), le diría esto: "En ese paciente que usted diagnostica como con neurosis obsesiva, los síntomas de neurosis obsesiva lo implican a usted; si al cabo de tres años de análisis usted piensa a este paciente con una neurosis obsesiva, usted forma parte de la obsesión de su paciente; si no, no podemos hablar de análisis". Esa es la gran diferencia entre el diagnóstico de un psiquiatra y el diagnóstico de un analista: un síntoma que corresponde a la relación analítica está integrado en la relación analítica. Entonces, si diagnosticamos al paciente como obsesivo, el analista forma parte del sistema obsesivo, de modo que en el curso del análisis es como si las demandas, las palabras, hubieran ido envolviendo al analista; la imagen que me hago es la de una bolsa que se invagina y lo envuelve. Esta idea no es algo peyorativo para un analista, corresponde bien a lo que es un análisis; un análisis es una neurosis, de la cabeza a los pies.

Volviendo a la pregunta, es cierto: el paciente sitúa al analista. Ocurren entonces dos cosas: una, que el analista no siempre ocupa el lugar en que lo sitúan; otra, si el paciente sitúa al analista no lo sitúa conscientemente; el paciente no es un hábil que sabe hacer las trampas. El paciente habla, se queja, sufre y dice lo que le pasa, y ocurre que poco a poco la relación transferencial se va estableciendo. La transferencia es una neurosis. ¿Qué quiere decir que "es neurosis"? Varias cosas: una de ellas, que "estoy embarazado", "molesto del Otro", "le pido al Otro", "rechazo al Otro", "quiero o no quiero darle al Otro", "hay que matar al Otro", "hay que amar al Otro", etc. La relación de dependencia con el Otro *es una manera de definir la neurosis*; y ocurre que en un análisis el analizando está molesto, cargado de la presencia del Otro-analista. Si un analizante no está molesto por el peso que significa el analista, no hay transferencia ni neurosis de transferencia; no hay análisis.

No planteo que todo análisis sea una neurosis. Lo que Freud nos decía era esto: "Un análisis es instalar una neurosis para disolverla después. Para tratar una histeria hay que reproducir la histeria; para tratar la neurosis, hay que reproducir la neurosis". Freud proponía, para tratar un síntoma neurótico, reproducir las mismas condiciones de temperatura de la pasión que creó originariamente el síntoma; si consultan por un síntoma, hay que reproducir en el análisis la misma neurosis que provocó el síntoma. El analista en este sentido nada tiene que hacer. Respecto de esta neurosis basta hablarle a alguien, basta demandarle, basta constituirlo en el Otro de la demanda, en el Otro del saber, para que la neurosis se instituya; de allí que el analista forma parte del síntoma. Que el analista forma parte del síntoma equivale a decir que la transferencia analítica es una neurosis de transferencia; es exactamente el mismo enunciado.

Esta situación de neurosis coloca al analista en una posición de poder, la que (si es neurótico él también) le causa horror. Es decir, un analista medio, como se dice, cuando se da cuenta del poder, de cómo a través de la neurosis de transferencia él entra y se insinúa en los intersticios de la vida del paciente, siente horror, "Horror" significa "sorpresa de ver hasta dónde puede ir en esa posición de analista"; "horror" significa que "hay algo que lo sobrepasa". Y esto es lo que entiendo cuando Lacan dice "horror al acto"; es una de las interpretaciones posibles: el analista tiene horror de lo que significa su acto de analista. El primer acto de un analista es comprometerse a conducir una cura. A partir de allí, el horror es constatar los efectos que le vuelven. Segunda observación: un analista que tenga cierta experiencia sabe que el lugar en el cual el analizante lo coloca es el lugar del Otro de mis demandas, ser el Otro de quien yo pienso que sabe o que no sabe, que se constituye en el saber inconsciente mío, y que eso un día va a desaparecer. Es decir, el analista sabe que esa neurosis va a terminarse; el analista sabe que un día u otro, el paciente no lo va a tomar más como el Otro que lo molesta. El analista sabe que al final va a ocurrir la destitución del Sujeto-Supuesto-Saber, que la estatua caerá un día, que el lugar que la palabra le adjudica va a caer. Y sabe todavía más: que, al final, el lugar que le va a quedar es un lugar no envidiable, es el lugar de aquello que sirvió como un instrumento y se abandonó; esto es, que el analista, cuando toma un paciente, sabe (aunque lo olvide) que al final del análisis él será el residuo de la operación.

Alguien podría preguntarse: "Si él sabe eso, si él sabe que esto va a terminar mal, ¿cómo se explica que él continúe tomando pacientes?"; y más aún: "¿Cómo se explica que alguien que hizo un análisis, que supo, resistió y sintió lo que le pasó a su analista, quiera ser analista? Respuestas del tipo "Prestigio", "Dinero", etc., indican una buena manera de entrar, pero cuando uno está confrontado a esa experiencia, no es un oficio simple. Esas son las dos cosas que el analista sabe y a pesar de ello vuelve a tomar pacientes que devendrán analistas. La pregunta no es "cómo se explica que alguien termine un análisis y no sea analista" sino "cómo es posible que alguien termine un análisis y persista en querer ser analista". Esta es la pregunta que se hace aquel que debuta en la experiencia de ser analista, y no como paciente. Ocurre que cuando ese camino se inicia es como si no se pudiera volver atrás; son escasos los analistas que abandonan.

Y eso hace pensar que el analista toca los límites de un goce masoquista. De allí lo de que cada analista se las arregla como puede. No hay "El" analista, porque nos obligaría a definir una manera universal de resolver este problema del goce masoquista. Cada uno hace el síntoma que puede: hay algunos que enseñan, otros que escriben, otros que tocan la flauta, etc. A veces los síntomas son síntomas y a veces son pasajes al acto; pero en todo caso hay una variedad, un espectro de efectos que provienen de una experiencia difícil, de un oficio difícil, que es este oficio de analista. Lacan enunció la frase: "El analista no se autoriza más que de sí mismo"; y esa frase produjo efectos positivos y efectos negativos, porque se le interpretó así: "Bien, ser analista es muy simple: basta que yo ponga mi consultorio, me siente en un sillón, diga a mis colegas que recibo: eso significa autorizarse". Eso no es lo que quiso decir Lacan. "El analista no se autoriza más que de sí mismo" significa que no se autoriza más que de un acto, y que como de todo acto no conocerá su alcance sino después. Ese acto no es el instalarse y poner un consultorio: es el acto de hacer acto en el curso de una cura, en el curso de un análisis, y para mí el mejor ejemplo de un acto en el curso de una cura es *la interpretación*. Yo traduciría la frase de Lacan de la siguiente manera: "El analista no se autoriza más que de sí mismo, en el momento de la interpretación". Diría que no hay analista hasta tanto no haya habido una interpretación, porque es la interpretación donde el analista se expone como sujeto. Comentaba que esta frase de Lacan produjo efectos negativos porque mucha gente la interpretó de la primera manera, a tal punto que su autor tuvo que corregirla y aclarar: "El analista se autoriza de sí mismo y... de algunos otros"; fue un agregado destinado a contrarrestar el efecto que esa frase había producido, y luego aclaró que no todo el mundo puede ser analista. Hay algo de precaución en Lacan al no hacer propaganda para que haya analistas; la propaganda está ligada a la fe y la fe está ligada a la militancia. En ningún momento en Lacan, ni en lo que a mí respecta, hay una posición de querer que haya analistas y hacer publicidad para los analistas; ya bastante difícil es ser analista, como para que cada uno lo decida por su cuenta.

Por eso, la frase: "El analista no se autoriza más que de sí mismo" significa que el analista no se autoriza más que en el acto de interpretar en el curso de un análisis; "interpretar" en el sentido de "exponerse".

Esta es la primera función: el Otro de la palabra, el Otro del saber y los efectos que eso produce en el propio analista. Todo eso forma parte de la dimensión ética del analista.

Pregunta: ¿Puede decirse que en el acto de la interpretación el analista pasa de ser el Otro con mayúscula a ser el objeto *a* minúscula?

Respuesta: A eso apuntaba cuando mencionaba que el psicoanalista revela ser el residuo de la operación analítica.

Pregunta: Una de las frases de Lacan que más me han llamado la atención (y aquí estamos hablando de la globalidad del tratamiento psicoanalítico), es que en los comienzos del análisis el paciente habla de él pero no se dirige al analista; posteriormente en el curso del análisis le habla al analista y no habla de él y que sólo al final el paciente puede hablar de él al analista. Quisiera que me explicara un poco más qué es lo que quería decir Lacan con esto.

Respuesta: Esa es una frase que Lacan escribió en una nota, si mal no recuerdo, hace muchos años. No quiero decir con esto que él podría renegar de esa frase, pero no me parece que corresponda en todo caso a la experiencia. En mi experiencia no tengo la impresión de que al principio el paciente hable de él sin hablarle al analista; al contrario, al principio habla de él y se dirige mucho al analista. Pienso, sí, que progresivamente él va a hablar de él y que hablando de él va a hacer del analista el Otro de su palabra, al punto que a veces ocurre que va a hablar nada más que para que el analista lo escuche, es decir, que va a hablar esperando que el analista le diga algo. Es verdad que hay un momento en el análisis en el que la demanda no es sólo una demanda que le dirige al Otro sino que es una demanda de que el Otro le demande, de que el Otro le pida. Si el analista está en silencio, es hablarle para seducirlo, para sacarle una palabra; hay algo de seducción típicamente neurótica, a tal punto que se podría decir en una fórmula que merecería que se desarrollara, que el objeto del deseo del analizante en posición neurótica es la demanda del analista; porque ayer vimos que el objeto del deseo corresponde al objeto en el fantasma; el objeto fantasmático del neurótico es la demanda del Otro. Respecto de ese tercer momento, cuando el paciente le habla al analista de él, me parece más una manera de hacer sentir un cierto tipo de relación del paciente con el analista al final del análisis, pero no es la mejor ni la más adecuada.

Pregunta: Referente a lo que planteaba al principio: no existe El Analista, hay analistas, ¿se podría pensar también que no hay una técnica psicoanalítica?

Respuesta: Habría que entenderse sobre el concepto de técnica. No es tanto la técnica lo que está en juego en un análisis, sino una disposición ética. ¿Cuándo hay que interpretar? ¿Cuándo no hay que interpretar? Eso nadie lo sabrá decir, y en el analista que se ponga a escribir un texto o un manual de técnica hay algo que está fallando desde el principio; porque el manual de técnica olvida una cosa fundamental, base del psicoanálisis, y es que existe el inconsciente; un chiste a la manera de una réplica no podemos premeditarlo; un buen chiste en el buen momento se dice y hace reír.

La mayor parte de las intervenciones del analista son intervenciones que no dependen de un saber técnico sino de una disposición ética y de una comprensión de la problemática general del paciente. Con esos dos bagajes, con esos dos elementos, uno está a la espera de una interpretación o de un silencio cuando hace falta. La técnica es, en última instancia, el corolario de una disposición ética y de un saber respecto a la problemática del paciente. Ya es bastante. Y tercero, la disposición ética es hacerse más imbécil de lo que uno es, es decir, tratar de no querer saber mucho, estar en una buena actitud, pero una actitud en donde esté como haciendo el idiota. Una analista cuando escucha tiene que hacer el idiota; el idiota, no en el sentido de no saber sino de no querer saber. La neutralidad consiste en eso; en una disposición tal que uno esté centrado en lo que se está diciendo; de allí el no comprender mucho al paciente. La pregunta sobre la ética y la pregunta anterior sobre el silencio las entiendo como "cuándo hacer silencio" y "cuándo interpretar". Para mí, lo más importante no es saber en qué momento intervenir, sino, por ejemplo, entender que la transferencia es una neurosis de transferencia, entender que al final de la operación el analista viene al lugar del residuo, que cuando la puerta se cierra por última vez y el paciente le dice "adiós", y uno se pregunta:

"¿Qué pasó? ¿Qué soy?" y luego uno abre la puerta y el otro paciente pasa y sigue el circuito. En el último momento, en la última sesión, hay algo relativo al duelo, y eso es impagable, no hay dinero que lo pague; el dinero es lo que permite que circule la cosa, pero el dinero en sí no define. Entonces, la técnica es importante, pero la técnica es lo que sucede cuando estamos en una posición ética respecto del análisis; cuando yo sé cuál es el proceso del análisis, qué va a pasar al final, qué va a pasar con este paciente, en el sentido de cómo vamos a terminar, y que ese día que se termine va a significar un cuestionamiento de nuestra función.

De allí que respecto del matema y del valor de las fórmulas de Lacan, éstas valen cuando me llevan a hacer una buena pregunta. Yo prefiero un analista que sepa preguntarse, a un analista que conozca a Lacan de cabo a rabo. Es decir, la cuestión está en preguntarse sobre la posibilidad de una relación entre el matema y la práctica; un matema no vale como tal si no lleva al analista a que sepa interrogarse. Por ejemplo, el matema de la fantasía: sujeto barrido, rombo, *a* minúscula: $ ◊ *a*; ese matema de la fantasía no vale si el día en que el paciente me dice: "Me lo comería", yo no me pregunto como analista: "¿Qué lugar ocupo en la fantasía?"; entre el matema de la fantasía y la pregunta "¿de qué sirvo yo?" hay una continuación perfecta; estoy en la pregunta "¿de qué sirvo yo?", sea cuando él me dice: "Me lo comería", sea cuando se produce el final de un análisis. No vale entender qué es el lugar del analista como objeto si el analista no se pregunta de qué ha servido; por ejemplo, si un analista se pregunta y sabe preguntarse, es un analista que está formándose bien, es alguien que está estudiando, porque solamente aquel que está estudiando sabe preguntarse. Con esto quiero plantear que el problema del estudio no tiene valor si no es en función de poder cuestionarse y hacer lo mismo que hace el psicoanálisis en general cuando se pregunta: "¿Qué es un padre? ¿Qué quiere una mujer?"; el analista también tiene que guardar preguntas para él: "¿Adónde voy?", "¿Cuál es el fantasma del paciente?", "¿Cuáles son los síntomas del paciente?", "¿Cuál es mi lugar en este análisis?", "¿Cuál es el hilo que define la problemática del paciente?", "¿De qué sirvo?", "¿Qué tiene que ver esta interpretación o esta intervención con lo que pasó en la sesión anterior?" "¿Con la próxima sesión?", etc. La secuencia es concepto-pregunta; por eso la técnica finalmente es una cuestión de posición ética y de capacidad, no tanto de saber textualmente sino de saber preguntarse. Al decir "saber preguntarse" le doy a la teoría un lugar no de idolatría sino un lugar decisivo, pero un lugar diferente al de un fetiche.

Pregunta: Yo creo que es importante hacer la distinción entre el discurso de la experiencia y el discurso de la técnica.

Respuesta: La mayor experiencia del analista es la experiencia de la interpretación; y vale más hacer la experiencia de la interpretación, hacer la experiencia de una palabra que lo supere a uno, que lo atropelle y lo sorprenda, que efectivamente pensar en términos de: ¿cuándo hacer la interpretación?, ¿cómo hacerla?, como si se pudiera consultar un manual técnico. Tengo la sensación, a medida que les hablo, de caminar por un borde del que no puedo caerme ni del lado de estimular el no estudio y decir: "Basta que el analista se ponga a dormir y el análisis funciona"; y al mismo tiempo tengo que cuidarme de no caer del otro lado y decir: "El concepto es fundamental"; es una posición difícil. Por eso me parece que la noción de pregunta es una manera de resolver el problema que nos permite caminar por este borde tan difícil.

Pasaré, pues, a la consigna referente al silencio, a la interpretación y a la intervención. Retomemos en dos palabras simplemente lo que ya desarrollamos. La función del analista –lo que no quiere decir que esa función uno la cumpla como se cumple una actividad– es: uno, ser el Otro de la palabra; dos, ocupar el lugar del Otro del síntoma, ser el Otro de la demanda; tres, ocupar el lugar del Otro del saber, entendidas las dos versiones que dimos: una, saber no saber; otra versión, el analista está en el lugar del saber, él *es* un saber. (En *La voz y la interpretación* hay un texto, "Sujeto-Supuesto-Saber", en donde explico más ampliamente estos temas). Todo esto lleva a una conclusión: el analista forma parte del síntoma: no hay síntoma en análisis sin que el analista comporte la mitad de ese síntoma. Y esto implica que me refiero a la transferencia como amor de transferencia. Vimos ya los efectos de este amor de transferencia en el analista y los caracterizamos como el sentimiento de horror, horror del poder que de pronto encuentra que tiene en sus manos. Luego, que la interpretación es la máxima exposición del analista como sujeto. ¿Por qué? Porque la interpretación, en la concepción que le damos nosotros, no es la de dar un sentido al relato manifiesto del paciente. La versión habitual que tenemos de interpretación es que interpretar es descubrirle al paciente aquello que él no sabe. Eso es una interpretación en el sentido general de la hermenéutica, de manera que ante un relato oscuro damos un sentido. Para nosotros una interpretación es, al contrario, no una explicación sino una formación del inconsciente, una formación del inconsciente en el analista. La interpretación es un retorno, en el analista, de lo reprimido en el analizante, la interpretación no es algo que se calcula ni que se reflexiona; la interpretación es un acto; tiene el valor de un dicho, de un acto que se dice sin saber lo que se dice. "La interpretación es un dicho que el analista dice sin saber lo que dice". Cuando lancé esta fórmula: "La interpretación es un dicho que el analista dice sin saber lo que dice", hubo colegas que se escandalizaron. Afirmar que la interpretación no es dar sentido es una cosa, pero decir que la interpretación es un dicho que uno dice sin saber lo que dice era darle al analista una especie de libertad casi anárquica; esa connotación me hizo corregir la fórmula de la siguiente forma: "La interpretación es un dicho que el analista dice sin saber lo que dice, mientras sepa lo que hace". Uno puede permitirse el lujo de no saber lo que uno dice mientras sepa lo que hace. "Sepa lo que hace" significa "que conozca la problemática general del paciente", "que esté en esta disposición ética del *semblant*, del simulante, del saber poco", "que sepa que al final va a terminar mal para él". "Saber lo que hace" significa "saber qué es lo que domina en una relación". Lo técnico depende de esto: saber lo que se hace equivale a saber lo que es dominante en una relación humana. En esas condiciones y sólo en esas condiciones uno puede permitirse el lujo de dar una interpretación, de dejar que una interpretación llegue al analista a la manera de un retorno de lo reprimido, a la manera de un chiste. Una buena interpretación es como un chiste, una buena interpretación es una palabrita, una frase corta; no es una frase larga ni explicativa. Una buena interpretación es rara, es tan rara como la verdad; no ocurre siempre. A un analista que esté pensando constantemente en su paciente se le ocurren muchas explicaciones, pero interpretaciones le pueden ocurrir de tanto en tanto. Para mí, la interpretación tiene el valor de algo que hay que guardar, algo creativo que tiene el valor de lo espontáneo, de lo nuevo, que tiene el valor de la sorpresa; una interpretación sorprende, tiene que sorprender al paciente y al analista, si no, no es una interpretación. Ahora bien: cuando hay interpretación, cuando algo surge en la boca del analista, se puede decir que hay transferencia, no neurosis de transferencia ni amor de transferencia. ¿Qué quiere decir que hay transferencia? Hay dos sentidos de la palabra transferencia: transferencia como amor de la transferencia y transferencia como la que estoy diciendo ahora. ¿Cuál es esta segunda cara de la transferencia? Es que hay un significante, un dicho, algo que está por encima del analista y del analizando, algo que ocurre en la boca del analista y que viene a enmarcar la relación; cuando un analista hace una interpretación en las condiciones que acabo de caracterizar, se puede decir que los dos, paciente y psicoanalista, están atados.

Pregunta: Estoy de acuerdo con usted en que la interpretación surge de la transferencia y de la concretización de la transferencia, pero la interpretación *per se*, ¿sería hacer consciente la transferencia del paciente?

Respuesta: No. Es cierto que Freud mantuvo hasta el final el hacer consciente lo inconsciente y que daba importancia a la construcción en análisis; no lo niego. Me refiero a algo que me parece fundamental, que para mí tiene el carácter de una perla en un análisis; una interpretación es un momento excepcional que marca que un analista y un analizando están ligados por el significante. La interpretación es un retorno de lo reprimido del inconsciente del analizando en la boca del analista; para ser más correcto, habría que sacar "el analista" y sacar "el analizando" y decir: la interpretación es un retorno de lo reprimido. Lo que confirma nuestra proposición: que la transferencia, desde este punto de vista, es homeomorfa al inconsciente. La transferencia es la aparición de un significante que pone en juego el inconsciente que está allí en la relación analista y analizando. La transferencia es homeomorfa al inconsciente, a tal punto que podríamos hacer esta pregunta: ¿hay inconsciente antes de la interpretación? No hay inconsciente antes de la interpretación. No hay inconsciente más que en la aparición de un dicho que relanza la cadena. ¿Cuándo hay inconsciente? Hay inconsciente cuando aparece S_1, cuando S_1 actualiza la cadena de significantes reprimidos S_2. Ejemplo: hay inconsciente en el momento en que hay un síntoma, un lapsus. ¿Por qué? Porque solamente cuando hay lapsus se actualizan todos los lapsus por venir y todos los lapsus pasados, constituyéndose así una sola y única cadena. Cuando hay un dicho S_1, puedo afirmar que ese dicho S_1 pone en juego, actualiza la cadena de decires reprimidos (S_1... S_1... S_1...). Corolario: ¿Hay inconsciente antes que aparezca el síntoma? ¿Hay inconscientes después que apareció el síntoma? No. El inconsciente es aquello que se produce en el acto de un dicho.

No hay inconsciente antes, no hay inconsciente después. El inconsciente no es algo que llevo conmigo; el inconsciente no es algo oscuro en mi cabeza, en el altillo de mi historia. El inconsciente existe cuando hay acontecimiento en la relación analítica: el inconsciente no es aquello que la interpretación descubre; es aquello que la interpretación misma pone en juego.

Pregunta: Un silencio, en un momento dado por parte del analista, ¿puede tener el significado de una interpretación?

Respuesta: Exacto. El silencio puede ser también una interpretación; esto es muy importante. Por ejemplo, cuantas veces termine la sesión voy a abrir la puerta y si el paciente me dijera algo, entonces se podrá jugar una interpretación. Es más difícil saber callarse que saber hablar; la tendencia es más bien a hablar que callarse. Estoy hablando no del silencio, del *sileo*, como se dice en latín; estoy hablando del *taceo*, del saber callarse, no del silencio de la pulsión. Estoy hablando del callarse, de retener la palabra; de ahí, efectivamente, que un buen silencio puede tener el valor de una interpretación.

Pregunta: ¿Podría agregar que en ese caso el silencio es lo significante?

Respuesta: Sí, exacto.

Veamos ahora el caso de la intervención. La intervención es también un problema de saber lo que está en juego, saber lo que se hace y lo que predomina. ¿Qué quiere decir "saber lo que predomina"? Responderé con la estructura de los cuatro discursos de Lacan: el discurso psicoanalítico, el discurso universitario, el discurso del amo y el discurso del histérico. En cada uno de esos discursos algo predomina. En el discurso universitario lo que domina es el saber; en el del amo lo que domina es el poder (significante); en el histérico lo que domina es el sujeto bajo la forma del yo, porque cuando el sujeto está en posición de dominancia, lo podemos hacer equivaler al yo, y en fin, en el discurso analítico lo que predomina es el objeto.

En el discurso universitario lo que predomina es el saber. En el discurso del amo lo que predomina es el significante, entendido como aquello que delimita el territorio; el amo es siempre una cuestión de significantes que marca límites relativos a la organización, relativos al aparato; es el discurso que más se asimila al discurso capitalista. En el discurso de la histérica lo que está en dominancia es el sujeto; insisto que le doy la interpretación o la traducción de:

el sujeto en el lugar de la dominancia equivale al yo. Y en el discurso analítico, decir que lo que domina es el objeto (cf. esquema 10) quiere decir que lo que domina en la relación analítica es que hay uno de los *partenaires*, el analista, que ocupa el lugar o que pretende ocupar el lugar del residuo, el lugar del desecho, de aquello que se consume y sobra luego de la consunción. No significa que el psicoanalista X ocupe efectivamente ese lugar; yo diría que al contrario, el analista está constantemente confrontado a la dificultad de ocupar o no ocupar el lugar del desecho; mientras el analista hable no podrá identificarse con un objeto inanimado, pero en el análisis el analista va a estar confrontado, en ciertos momentos del análisis, con esta función radical de ocupar el lugar del objeto, lugar del residuo; frente a ese lugar hay una manera de ocuparlo y no ocuparlo que es el silencio; el silencio es el disfraz, es la máscara que simboliza el objeto *a*; cuando un analista hace silencio le está diciendo al paciente: "Yo represento con mi silencio aquello que usted está perdiendo"; el silencio del analista es la máscara de lo que se pierde; es una manera de recordar, de mantener presente que hay algo que es irrecuperable. En cambio, cuando un analista habla mucho, está haciendo negar al paciente y negando él que hay algo irrecuperable. El silencio es una evocación de lo real. Por eso, en general, la mejor posición a adoptar es la del silencio.

DISCURSO PSICOANALITICO

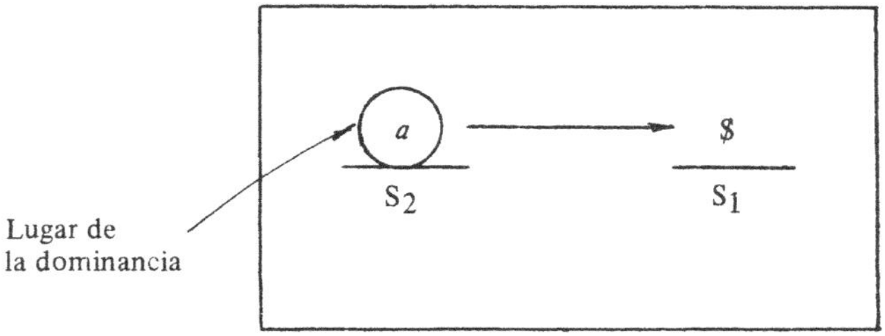

Esquema 10

Creo que un analista que habla mucho, que interpreta mucho, es un analista que está angustiado.

Pero habría que haber abordado el tema de la castración.

El fenómeno de la castración consiste en lo siguiente: en el mito de Edipo, el sujeto reclama que la madre se muestre desnuda, pero en cuanto la madre se desnuda, él muere de angustia; lo mismo pasa con el paciente: pide que el analista hable, pero en cuanto el analista le responde a lo que pidió, se asusta, se angustia. El paciente reclama al analista o le pide una palabra; el paciente pide que le pidan, demanda la demanda, y muchas veces uno como analista siente que cuando el paciente le está pidiendo eso, se está angustiando de que él no le responda; la tendencia, entonces, es hablarle; y cuando un analista habla mucho porque el paciente está angustiado, es porque el analista no sabe cómo responder, resistir; es muy difícil resistir; hay que hacer la experiencia de lo que significa la palabra. Resistir no en el sentido de resistencia como dice Lacan, resistencia del analista; cuando Lacan dice resistencia del analista es, justamente, la resistencia del analista: cuando el analista quiere comprender mucho, habla mucho, cuando está muy presente y su presencia cuenta. Y resistir es resistir a venir, a avanzarse en la escena, en el escenario, a pasar delante en el escenario. Por eso el silencio, esa disposición ética, crea la condición para que en un momento surja una interpretación. Hay una fórmula de Lacan en el seminario "Encore" ("Aún"), que podríamos traducir así: en la medida en que el analista se ubique en la posición de semblante del objeto (esto es, de silencio y de hacerse más tonto de lo que es), sólo en posición de semblante de un objeto, no de objeto, –el analista no podrá ocupar nunca el lugar del objeto porque no es un objeto, es un ser hablante, aunque esté confrontado al objeto–, podrá colocar el saber en la posición de la verdad. Traduzco: sólo desde la posición del semblante del objeto el analista podrá interpretar –es decir, actualizar– el saber inconsciente en un dicho. La palabra que Lacan menciona en esta frase que cito es la palabra "verdad". Identifiquemos la palabra "verdad" con la palabra "dicho" y digamos que el analista sólo en la posición de semblante del objeto está en las buenas condiciones para hacer lo que mejor puede hacer, es decir, interpretar, poner el saber en el lugar de la verdad o bien, dicho con otra fórmula, actualizar el saber a través del dicho de la interpretación.

Pregunta: ¿Semblante de qué objeto?

Respuesta: Del objeto *a*.

Pregunta: ¿Puede decirse que está haciendo una semblanza del padre?

Respuesta: No. El padre no es un objeto. Objeto es todo aquello que tiene que ver con lo que se desprende del cuerpo, con el residuo, con el producto.

Pregunta: Ese puede ser el seno.

Respuesta: El seno, la voz y otras especies relativas al residuo.

Pregunta: Decir "semblante" no es la correcta traducción conceptual de *semblant*, sino simulante, apariencia.

Respuesta: Simulante.

Pregunta: Sigue en pie el hecho, ¿cómo el objeto es simulado?

Respuesta: El analista con el silencio evoca lo inanimado; o lo que es igual, simula el objeto *a* a través del silencio. La palabra "simular" tiene un sentido un poco peyorativo, como si el analista hiciera la comedia. Cuando se dice "simulante" no significa que uno se pone un disfraz, es que el otro lo pone en la situación de simulante y uno asume o no esa posición.

Entiendo que uno diga: "Para que el silencio tenga valor hay que hablar, mientras uno habla el silencio vale". Pienso que hay que pensarlo a la inversa; el campo, sea el silencio, el silencio del espacio infinito, y cuando aparezca un límite, sea el límite de la palabra. El valor, la perla, no es el silencio de fondo; la perla es el surgimiento de un acto, de un acto que sería una palabra en el momento oportuno, porque la interpretación es una palabra en general, una palabra equívoca, no explicativa; la interpretación es algo que el paciente escucha; se va de la sesión y dice: "¿Qué me habrá querido decir el analista?"; pero no tiene que ser una explicación; tiene que ser algo corto, puntual; inclusive la voz del analista es muy importante; inclusive por eso el analista no tiene que hablar mucho porque la sonoridad de la voz hay que cuidarla. Cuando el analista habla no tiene por qué ser un oráculo, pero la voz debe tener el peso de un cuerpo. Si un analista habla y habla es como si no cuidara el valor de la voz como cuerpo. Por eso prefiero definir el horizonte del espacio infinito como el silencio y la palabra como un límite, una palabra de tipo excepcional, una palabra única. De allí que haya que ser avaro en intervenciones.

Con el silencio, el analista está evocando al paciente algo que va más allá del límite de la palabra, le está evocando el cuerpo, el cuerpo de él. Además, el silencio es lo que incita a que el otro siga hablando; el silencio es como un muro al que se le tiran pelotas que rebotan; porque el silencio estimula, recrea la demanda y, sobre todo, hace que el analista demande. Porque cuando el analista se ve afectado por lo que le pasa al paciente, sea porque se identifica con el paciente o se afecta imaginariamente, necesita hablar. ¿Qué quiere decir esto? Necesita pedir; pero el lugar del que pide no es el del analista; el lugar del que pide es el lugar que le corresponde al analizante; en principio es el analizante el que pide y el analista tiene, entre otras funciones, la de crear esa demanda, recrear la demanda, mantener la demanda, porque manteniendo la demanda mantiene el deseo. Por eso es preferible, dadas las condiciones del análisis, guardar silencio como norma.

Ahora bien; sé que a los lacanianos se los caricaturiza como silenciosos, como ataúdes mudos: es cierto; hay lacanianos en Francia que trabajan así: no dicen una palabra durante sesiones y sesiones. No es mi posición. Insisto, una cosa es el silencio como norma, por todo lo que acabo de decir; otra es interpretar o intervenir en función de lo que uno entiende que está dominando; si entiendo que está dominando el "sujeto-yo" en ese momento, es decir, que lo que está dominando es una seducción histérica, por ejemplo, yo sé que ahí no hay otra solución que quedarme callado. Si ocurre que un paciente se enferma físicamente, el médico le da las radiografías, viene a la sesión y dice: "Me acaban de diagnosticar algo que puede ser grave", como analista reacciono y me preocupo por su estado; no es un gesto de silencio ni de neutralidad; estoy haciendo un gesto que no es de analista sino de amo, casi de tipo paternal; toda la cuestión está en que yo sepa qué es lo que estoy haciendo, en saber que estoy en otra posición, que no es la posición del analista.

Cada uno tendrá su experiencia. No estoy diciendo que el analista es un padre, cosa con la que estoy completamente en desacuerdo, ni haciendo creer tampoco que el analista tiene que ser un ataúd que no habla nunca. Por eso propongo la consigna siguiente: el silencio es la norma, las intervenciones son frecuentes y la interpretación es rara.

La palabra "formación" es una palabra que rechazo; la palabra "formación" da la sensación de un cúmulo de saber, de algo que progresa y que se forma; en realidad no hay una formación del analista, no hay algo que progrese y se forme. La experiencia del análisis hay que pensarla de otra manera; habría que pensarla no como un cono que se abre; habría que pensarla como una línea con irrupciones, una línea con vibraciones, discontinua; es como la lectura de un texto, como decía antes; supóngase un texto difícil de Freud –Freud es muchas veces más oscuro que Lacan–, por ejemplo *Las pulsiones y sus destinos*; uno lee ese texto y va saltando lo que no entiende; es una lectura no en diagonal, es una lectura agujereada. Y la formación del analista es del mismo estilo: es una formación discontinua, agujereada.

Bien, me gustaría que me dijeran ustedes cómo conciben la formación de ustedes mismos como analistas.

Intervención: Yo la concibo como la experiencia del inconsciente del sujeto en análisis, y lo que deviene después de esa experiencia que ha hecho o que ha pasado por un analista.

Pregunta: Respecto de la intervención, se habló de que una de las consignas era la intervención frecuente; se dio un ejemplo de intervención, pero no entendí: ¿cómo puede ser frecuente la intervención?

Respuesta: Quizá tendría que corregir la consigna y decir "alguna intervención". Sí, tiene razón, la palabra "frecuente" habría que cambiarla. Entonces habría que decir "el silencio como norma, alguna intervención y rara interpretación". Una intervención puede ser también una pregunta; una intervención puede ser, por qué no, dar sentido a lo que le pasa al paciente.

Pregunta: Veo la posición del analista como un discurso supuestamente científico; sin embargo, su quehacer, por ejemplo en la interpretación, se acerca más al arte. Mi pregunta es: ¿cómo conciliar un discurso supuestamente científico con algo que se acerca al arte?

Respuesta: En lugar de decir que el discurso analítico es un discurso que quiere ser científico y que es artístico, afirmaría que el discurso analítico es un discurso que no es ni científico ni artístico, que tiene particularidades propias. El trabajo de Freud y de otros psicoanalistas pretende descortezar, desmenuzar lo específico de la práctica analítica.

Hay dos cosas que me parecen específicas: es que el ser es un ser hablante y sexuado. Eso es lo que distingue al campo psicoanalítico de otros campos, y lo que define la especificidad de la relación analítica es que hay uno de los dos que tiene como función representar, evocar, recordar el lugar del sexo; ése es el analista. Esto es lo específico de esta relación singular que comenzó hace 80 años.

La relación analítica es una cosa nueva, un vínculo social nuevo; es más nuevo que el vínculo social del amo y del esclavo; es más nuevo que el vínculo social de tipo histérico; surgió con el vínculo social histérico, pero no es el vínculo social histérico; y es mucho más nuevo que el vínculo social universitario. Enseñar, se enseña desde siglos; gobernar, se gobierna desde siglos.

Intervención: El grupo nuestro en Cali ha vivido un momento crucial en el desarrollo del psicoanálisis que ha sido la ruptura con la internacional. Ahora bien: nosotros hemos sabido que la ruptura de Lacan con la internacional fue también un momento crucial, sobre todo en lo referente a la formación de psicoanalistas; considero que nosotros hemos vivido esa situación de ruptura y la seguimos viviendo. Quizás eso hace que no podamos entonces responder a su pregunta inicial acerca de qué pensamos de la formación.

Respuesta: Es cierto que mi pregunta de cómo conciben la formación del analista y cómo situar esta experiencia de trabajo que hemos tenido juntos no será respondida sino dentro de un tiempo: esto es, que probablemente haya retornos de lo reprimido, en otra parte, más tarde, en la boca de otro; eso es lo mejor que podríamos esperar. Respecto de Lacan y de la ruptura, pasa lo mismo; la importancia de la obra de Lacan va a aparecer sólo en los años venideros.

Hacen falta siempre dos vueltas; Lacan dio respecto de Freud dos vueltas. Hacen falta dos vueltas para llegar al punto de partida, y cuando ello ocurre, algo ha cambiado. Lacan, con muchos conceptos de Freud, dio dos vueltas; veremos si nosotros también las damos en nuestra generación respecto de la obra de Lacan. Es ahí que Lacan será confirmado como una ruptura.

Pregunta: ¿Cuál es el problema del poder tanto en la formación del analista como en su actuación como analista?

Respuesta: Si alguien quisiera retomar lo que acaba de decir.

Intervención: Yo propondría hablar un poco libremente sobre qué puede ser la formación del analista. Considero que hay en este momento un aspecto muy importante que sería: uno llega a ser analista después de tener una experiencia de vida; luego, como si uno no pudiera ser analista si no tuviera determinadas condiciones vitales, que hubiera cumplido determinadas cosas, por ejemplo, haber vivido la relación de pareja, tener hijos, sufrir desde joven toda una experiencia de separación, tener determinada edad, haber resuelto determinadas cosas. Pienso que uno es analista después de determinada edad, después de los cuarenta, algo así en la medida en que la edad media puede tener ya una serie de duelos, de apetencias y de resoluciones muy importantes; entonces yo pienso que ese primer elemento de lo que es la vida del sujeto como tal, es como si dijéramos la materia prima con la cual uno va a trabajar, después, otros aspectos.

Respuesta: Pienso que esa materia prima es la materia prima del análisis; todo esto que usted resume es puesto en juego en la experiencia del análisis del analista. Cuando el analista interpreta, cuando el analista deja volver a su boca lo reprimido del paciente, en verdad se podría decir que el analista deja retornar lo reprimido de cuando *él* era paciente.

Pregunta: Es decir que la interpretación al paciente, ¿es primero interpretación a él mismo?

Respuesta: No lo diría así; yo diría que la interpretación es el retorno de lo reprimido. ¿El retorno de qué reprimido? Hace un rato, para hacerme entender decía: el retorno de lo reprimido relativo al paciente; luego sacamos "paciente y analista" y dijimos: es el retorno de lo reprimido. Volvamos a poner "analista": es el retorno de lo reprimido en el analista, de lo reprimido del paciente que está escuchando, como del paciente que él mismo fue.

Pregunta: O que sigue siendo de alguna manera.

Respuesta: Estoy pensando en el analista que ya terminó su análisis; en el paciente que fue o que sigue siendo. Pero estamos de nuevo en un borde muy fino. Porque no se trata de que la interpretación sea la interpretación a uno mismo; ni de que un analista en general, cuando trabaja, se convierta en el analizado de sus pacientes; es verdad que ocurre, pero no hay que favorecerlo. En general, el analista es el analista del paciente; pero ocurre algunas veces que hay pacientes que le dicen a uno algo que lo sorprende, como si le dijeran a uno justamente lo que necesitaba. Digo que no es lo que tenemos que favorecer ni estimular. El analista tiene que arreglárselas afuera, ésa es la verdad; lo que se espera del analista es que no se angustie y que no le pida al paciente.

Ahora, volvamos a esto: la interpretación es el retorno en el analista de cosas que ha reprimido él siendo analizante; es una manera de retomar esto de la experiencia; finalmente un analista cuando interpreta está en el acto de la interpretación, actualizando su experiencia como paciente. No es que diga: "Mi analista hubiera hecho así"; todos los analistas tienen un pequeño rasgo de su propio analista: el "hum", el "ajá", "hum", dar la mano, etc. Hay ciertas cosas de su analista, pero esto es una identificación que no define al análisis.

En una interpretación se actualiza algo relativo a la experiencia de uno como analizante. Actualizar no quiere decir que me acuerdo de lo que yo sufría cuando era analizante para poder decirlo ahora; no es eso, sino que algo ignorado por mí vuelve en mi oficio de analista en la forma de una interpretación, de algo que era mi propia experiencia de analizante.

Pregunta: Pero para retomar la cuestión del entrenamiento, ¿tienen ustedes innovaciones sobre lo usual de la formación técnica, es decir, sobre la formación del analista basada en el análisis personal, formación teórica y controles de casos?

Respuesta: Hay una innovación propuesta por Lacan en el año 67 que es lo que él llama "la passe"; no es algo destinado necesariamente a la formación: es un procedimiento que consiste en transmitirle a alguien, a un tercero, aquello relativo a la experiencia de mi análisis; contarle a alguien cómo fue mi análisis y por qué ser analista. Contarle a alguien este momento de pasaje, entre ser paciente y ser analista; se lo cuento a un tercero, a Otro distinto de mi analista; ese tercero va a un jurado de la institución y transmite lo que el paciente-analista le ha contado. El jurado de la institución tiene dos funciones; una, recoger la información de lo que pasó, de cómo terminó ese análisis o de cómo está por terminar, y de por qué ese analizante quiere ser analista; y segundo, tiene por función designar o no al analizante que quiere ser analista, designarlo con una categoría que en la escuela freudiana se llamaba categoría de analista de la escuela.

Pregunta: Le quitaban al analista que estaba analizando a ese señor su capacidad de veto.

Respuesta: No le quitaban la capacidad de veto porque la persona a veces seguía su análisis; no necesitaba haber terminado su análisis para ir a contarle a un tercero, que se llama *el pasador*.

Pregunta: Ese tercero, ¿no tiene nada que ver con el analista y con el analizado?

Respuesta: Nada. Es la institución quien lo designa. Supóngase que soy paciente, quiero ser analista. En general, y eso es muy importante, este paciente ya tiene una primera o algunas experiencias como analista, es decir, que ya escuchó a gente. Bien, ese paciente en análisis, habiendo recibido ya algunos casos, pide a la institución realizar *la passe* o el pase; la institución responde con dos nombres de personas que son los pasadores; esos pasadores pueden ser analistas o pueden estar en la misma situación que él, o pueden ser pacientes que todavía ni siquiera hayan empezado a recibir, entonces la institución le da el nombre de dos pasadores: él tiene entrevistas con ellos, en cualquier lugar, no importa, un número equis de entrevistas, tres o cuatro; depende de las que necesite el pasador, porque el pasador está preocupado por tener que dar una buena información al jurado; entonces el pasante se reúne con los pasadores y les cuenta, durante tres, cuatro o cinco entrevistas, en qué consistió su análisis y por qué ser analista, cómo es que quiere ser analista; el pasador toma nota y un tiempo después hace un informe oral al jurado. El jurado de analistas escucha al pasador contar aquello que el pasante le contó y luego delibera si la institución por ellos representada en ese momento va o no a darle a ese analista-pasante el grado de analista de la escuela.

Pregunta: ¿Con qué criterios?

Respuesta: Eso es trabajo del jurado y ése fue uno de los problemas de la escuela; el jurado no llegaba a establecer criterios definitivos porque era muy difícil; pero hay algo del pequeño Juan, del caso de Juan, en el que hay una persona intermediaria que va y cuenta al analista. No es lo mismo, pero hay un problema de tres.

Pregunta: ¿La persona que quiere ingresar en esa escuela tiene que terminar su análisis antes de solicitar su ingreso?

Respuesta: No solicita el ingreso, lo que solicita es el pase, y consecuentemente solicita la designación del grado (analista de la escuela). Ahora, esa persona ya está inscrita en la escuela.

Pregunta: ¿Se supone el análisis como ejercicio de una profesión liberal, como cualquier profesión?

Respuesta: ¿Por qué?

Pregunta: Porque tiene grado, algo así como el permiso para ejercer como analista. ¿Por qué un tercero?

Respuesta: No, eso no es un permiso porque otra gente que no ha hecho *la passe*, sigue trabajando. No, *la passe*, el pase, es una experiencia en la que alguien decide contribuir, por su propia experiencia, a la teoría del final de la cura y de lo que significa decidirse a ser analista.

Respuesta: El tercero es para evitar todo tipo de relación transferencial, dual; para que no dependa de un pasante que sabría manejar muy bien a un jurado y seducir muy bien a un jurado.

Pregunta: ¿Se trata de un método de calificación más elaborado que otros, o está algo en juego del orden de la formación?

Respuesta: La formación es relativa a la contribución de la teoría de qué pasa con alguien que quiere ser analista.

Pregunta: Nosotros pensamos por ejemplo en la conveniencia de la institución, en el sentido de que en cierta medida la institución aprisiona como una camisa de fuerza la posibilidad de emergencia de lo creativo, de la aparición de psicoanalistas creativos. No sé usted qué piensa, mirando las conveniencias nuestras, desde afuera, que podría ser el pasador.

Respuesta: El problema de la institución o de la no institución depende de que la institución sea una necesidad del grupo. Y es cierto que hay una cuestión: para alguien que quiere ser, formarse como analista, la institución es un reparo, es una referencia. Que la institución censure la creación, no creo; no estoy por una institución a todo precio, pero no estoy en contra de la institución; es cierto que la institución es como una especie de síntoma del analista y me pregunto si un analista puede trabajar sin estar en una institución. Esa institución a veces puede ser un grupo. Pero hace falta el Otro colega para poder trabajar, aunque sea un grupo de cinco.

PARTE II

El magnífico niño del psicoanálisis[1]

Este problema concierne a la teoría del sujeto del inconsciente. Mientras que al comenzar el año yo me había propuesto estudiar la articulación entre el saber inconsciente y la interpretación, a partir de ciertos desarrollos, la cuestión del sujeto fue ganando terreno y transformándose en el problema principal. Me voy a limitar a recordar sucintamente los posibles abordajes del concepto de sujeto[2] para plantear luego algunos interrogantes.

Vamos a dividir este resumen en tres partes: según la relación del sujeto con el saber inconsciente, según la relación del sujeto con la lógica de Frege y, por último, según la relación del sujeto con la castración.

I

Nuestro punto de partida va a ser el mismo que el del psicoanálisis, constituido por el hecho de lenguaje que se enuncia: "No sé lo que digo". Si el deseo de la histérica es fundador de la transfe-

[1] Transcripción revisada de la intervención hecha en el seminario del Dr. Lacan, el 15 de mayo de 1979. Algunos desarrollos se habían expuesto en el marco de un trabajo de enseñanza en la Escuela Freudiana de París.

[2] Quizá convenga recordar el valor diferente de la palabra "sujeto" en francés y en castellano. Si en castellano (más allá del valor etimológico pasivo, que aparece en relación con sujeción en expresiones como "sujeto a modificación") se entiende una función activa, en general frente a objeto o a un predicado; en francés el valor pasivo es más amplio: además de los sentidos compartidos con el castellano, *sujet* quiere decir "tema" (en *sujet d'un roman, d'un livre*) y "súbdito" (*sujet d'un roi*). *Assujettir* significa, además de "sujetar", "someter a dominación u obligación" (*un peuple assujetti*). Como además del complemento agente se construye a menudo con la preposición *de*, se entiende que en expresiones como *sujet de l'inconscient* pueda pensarse más automáticamente *sujet* como lo pasivo o paciente respecto de *l'inconscient* como lo actuante. [T.]

rencia, "No sé lo que digo" es el hecho fundador del concepto de inconsciente en Freud y del concepto de inconsciente como saber en Lacan, lo cual vamos a tratar de demostrar. Este "No sé lo que digo", por cierto, no es únicamente el punto de partida de la historia del psicoanálisis sino también el rasgo de apertura de una gestión analítica común y corriente. A partir de este "No sé lo que digo", no siempre formulado por el analizando, el análisis se encamina hacia un deseo de saber, a veces explícito, pero inevitablemente insistente.

El deseo de saber es lo que caracteriza la neurosis. El neurótico se define por el hecho de que su deseo preciso, sin ambigüedad, es el de saber; quiere saber, quiere que a su necesidad corresponda otra necesidad, que le pidan cualquier cosa. Es en esta coyuntura que el análisis comienza. Dejemos de lado por el momento un aspecto esencial: ¿con miras a qué goce se establece este comercio ilusorio de pedir y ofrecer el saber?

Pero continuemos con "No sé lo que digo". ¿Qué es lo que no sé? "No sé lo que digo" es un significante. ¿Y qué es un significante? ¡Qué fácil!, como diría mi hija. ¿Un significante es lo que representa un sujeto para otro significante! Esta pizca de ironía al exclamar "¡Qué fácil!" tiene toda su razón de ser, porque hemos llegado a un punto donde el significante ya no asombra, ya no nos sorprende, mientras que, paradójicamente, en la teoría analítica, para definir el asombro, nos servimos del concepto de significante: un sujeto se asombra precisamente cuando puede soportar al significante. Asombrarse es soportar la carga del significante sin tomarlo inmediatamente como un signo, sin captarlo, sin comprenderlo, porque al comprender se pierde el asombro. Sin embargo, el no asombrarse es estar demasiado seguro del propio saber. Y de cierta manera, con la fórmula "¿qué es el significante?" es exactamente lo que sucede; se está demasiado seguro, uno adhiere demasiado a lo que se comprende.

De nuevo: ¿Qué es un significante? Hay varias maneras de abordarlo. Una de ellas va a servirme de hilo conductor: el significante, precisamente, es aquello que no es para comprender, una representación no comprensible. Con Lacan se produce como un corte que ha cambiado completamente y de manera decisiva la teoría del conocimiento. Consiste en el hecho de que el sujeto lleva en sí una representación, sin que esta representación se dirija a él. Este corte no existía antes en filosofía, salvo una pequeña excepción que veremos más adelante respecto de qué corriente. Clásicamente, la representación se presenta al portador y principalmente al sujeto; la representación es representar para alguien. Ahora bien, la novedad de Lacan consiste en considerar que la representación llevada por el sujeto está separada de él y no se dirige a él. El sujeto es el portador pero el destinatario es otro.

Este corte proviene de un concepto muy antiguo, el de "representación no comprensible". ¿De dónde viene? La lectura de dos magníficos libros sobre los escépticos, *El escepticismo y el fenómeno*, de Jean-Pierre Dumont, y un clásico, *Los escépticos griegos*, de Brochard[3] nos han encaminado. Sin olvidar los clásicos de Sextus Empiricus, que también fue un escéptico, ha sido uno de los mejores historiadores de esta corriente griega. En esta filosofía la representación estaba considerada como una cosa no comprensible. Desde luego, no decían que no se dirige al sujeto, pero llegaron bastante lejos. Uno de ellos, Carneades, enunciaba: "La representación no comprensible está ligada inevitablemente a otras representaciones no comprensibles y constituyen una cadena". Después de esta lectura no he podido dejar de pensar en nuestra cadena significante, pero no me detendré más sobre el asunto.

"No sé lo que digo." ¿Qué es lo que no sé? "No sé lo que digo" es un significante y, como tal, no se dirige al hablante sino a otro significante. Se dirige al Otro.[4] Hablo, emito sonidos, construyo sentidos, pero se escapa lo dicho. Se me escapa porque el sujeto

[3] El escepticismo parte de dos ejes interesantes en relación con el psicoanálisis, uno ético y el otro constituido por la noción de representación no comprensible. Los dos están relacionados porque la ética de los escépticos está basada en este tipo de representaciones. Se acostumbra generalizar al escéptico como un nihilista que no quiere saber nada. En realidad, conviene distinguir dos escuelas: la de los académicos y la escuela pirrónica. Esta última es la que nos interesa porque anticipa el método de la suspensión del juicio como única adecuación posible a la representación no comprensible. Además de esto, los llevaba a rechazar todo dogma o concepción del mundo. Lo que nos interesa es verificar su relación con la verdad. Para los escépticos de Pirrón, la verdad no estaba hecha para comprenderla ni para rechazarla sino para suspenderla, y uno debe adaptarse a sus efectos. Aunque debe desarrollarse posteriormente, esto hace eco en la referencia lacaniana de la verdad como causa. Precisamente uno de estos efectos es el silencio; para ellos como para nosotros existen dos tipos: el "callarse", como reserva frente a lo que no comprendemos, y el silencio como efecto de la verdad misma.

[4] De nuevo en relación con el francés: *l'Autre* es también lingüística-

no puede saber a qué otro decir se va a unir lo dicho. "El significante se dirige al Otro" quiere decir que se va a unir a otro significante, en otra parte, después. ¿Qué es lo que no sé, entonces? El efecto de lo que hablo (*de ma parole*) en el Otro. Y por no saber lo que digo, digo más de lo que quisiera.

Aunque no se trate de nuestro tema, es justamente cuando no sé lo que digo que aparece la pregunta. ¿Qué pregunta? La más apremiante: "¿Qué me pasa?", y formulada en términos analíticos: "¿Qué es ese significante que falta del Otro en mí? ¿Dónde va a encadenarse mi dicho y de dónde viene?". Al hacerse simplemente esta pregunta, el sujeto alza, erige al Otro como deseante. Pregúntese: "¿Qué es mi sueño, qué quiere decir?" Pregúntese: "¿Por qué sufro del síntoma?" Pregúntese: "¿Por qué olvido?" Haciéndolo, se coloca al Otro como deseante.

En una palabra, no sé lo que digo porque lo dicho por mí va a otra parte; por encima de mí se dirige al Otro y me viene del Otro. Viene del Otro y se dirige al Otro, parte del Otro y vuelve al Otro.

Hay una razón más del "No sé lo que digo". El sujeto que enuncia algo no es el mismo cuando ese mensaje, ese dicho, puede volver a él. No es el mismo porque en el acto de decir, cambia[5]; la expresión "sujeto efecto del significante" quiere decir justamente que el sujeto cambia con el acto de decir.

Ya conocemos en Lacan la función del yo en el enunciado. Con motivo de la frecuente referencia que Lacan hace de Jakobson y de Jespersen, hay una curiosa tendencia a atribuirle su concepción del "yo", por ejemplo el concepto de Shifter, cuando justamente no la contiene. Cuando un sujeto dice "yo", este yo no indica al sujeto de la enunciación. Lacan no es siempre claro al respecto. Sin embargo, hay en las Escrituras una proposición sin equívoco: el yo que aparece en el enunciado designa a aquel que hace el acto de enunciar. Hasta aquí es lo que dicen todos los lingüistas, pero lo que callan es lo siguiente: este yo designa al sujeto de la enunciación, pero no lo significa. Pues bien, este yo en relación con el suje-

---

mente más abarcador porque tiene los tres géneros: no sólo el Otro sino muchas veces más bien lo Otro y hasta la Otra, como a veces leyó Sibony. [T.]

[5] En francés, *je change, je* subrayado por Nasio. Es sabida la diferencia *je/moi* establecida por Lacan en que *je* indica el sujeto del inconsciente en tanto sujeto de la enunciación. [T.]

to de la enunciación no nos dice nada. Entonces, se plantea el interrogante en el enunciado: "No sé lo que digo", ese yo, ¿a quién se refiere? Si no significa a aquel que hace el acto de enunciar (sujeto de la enunciación), ¿a quién significa? Llegamos, entonces, a la pregunta: "¿Quién soy, ahí donde digo, donde soy portador de un significante?"

¿Qué es lo que no sé, en síntesis?

1. No sé que estaba bajo el significante. Que lo dicho fue el significante, el significante del sujeto, estaba sin saberlo. Y este punto de no saber representa lo que escapó al Otro y se dirige a él.

2. Al no saber cuál es el significante bajo el que me encontraba, ignoro el otro significante al que aquél se dirige. Dicho de otro modo: no sé, al decir, qué significante me espera.

3. No sé quién soy.

Tenemos, por una parte, al sujeto fijado, suspendido de un significante, el de su acto de decir. Por otra parte, al darse la sucesión de los significantes, el sujeto, de hecho, no está en ninguna parte. Es la conclusión a que quería llegar: el sujeto está en el acto, su acto de enunciar lo dicho, pero dado que eso dicho viene del Otro y se dirige al Otro, que todo sucede entre decires, el sujeto queda suspendido, perdido, borrado en el conjunto abierto de los significantes encadenados. Somos el sujeto del acto y con este acto; sin embargo, desaparecemos. Somos el sujeto del acto y no somos.

Pronuncio "somos" (*nous sommes*), lo cual, según lo que precede, es una inexactitud. Porque si digo que el sujeto está en el acto y después se borra en todos los decires que se suceden, cabe preguntarse: "¿Quién es ese *nous*?" Digo *nous sommes* porque cómo indicar de otro modo que "no podríamos especular acerca del sujeto sin partir de que nosotros mismos como sujetos estamos implicados (*nous-mêmes... nous sommes impliqués*) en esta profunda duplicidad del sujeto" (J. Lacan).

Para dar a comprender mejor esta cesura subjetiva, voy a recurrir a la literatura, al drama de Pirandello, y voy a referirme a este clásico del teatro, *Seis personajes en busca de autor*. Seguramente que todos conocemos el argumento de esta excelente obra: seis personajes surgen de la nada, suben al escenario, se dirigen al director y le ruegan que los tome como personajes de una obra que aún no ha sido escrita. ¿Cuál es el drama que proponen? Un drama tragicómico. La escena que me interesa empieza con la llegada del padre a una casa de costureras algo sospechosa. En el instante en que iba a seducir y a casi forzar a una de las prostitutas, sin saber que se trataba de su hijastra, es descubierto por su mujer. Cuando están en la cama, la madre entra y grita: "¡No, no, pero si es mi hija!" Pirandello tuvo el genio de escribir una novela telenovelizada, muy a la italiana, muy a la siciliana, adornada y encuadrada, diría, como una obra de teatro alemana. Pues en medio de esta escena vodevilesca, Pirandello da a sus personajes reflexiones que, a mi parecer, provienen de la filosofía alemana. Esta es, entonces, la réplica del padre para convencer al director de que lo contrate:

> "Mi gran drama es el siguiente, señor: la conciencia que tengo de que cada uno de nosotros se cree 'uno solo', cuando en realidad es falso. Es 'cien', señor, es 'mil', según todas las posibilidades de ser que existen en nosotros: ¡es 'uno solo' con éste, 'uno solo' con aquél, y éstos, 'uno solo' completamente diferentes! Y además, con la ilusión de ser 'uno solo para todo el mundo' y siempre el mismo 'uno solo' que creemos ser en todos nuestros actos. ¡Es falso! ¡Falso! Podemos verlo claramente, cuando repentinamente, por una terrible casualidad, nos vemos en uno de nuestros actos como si estuviéramos colgados o suspendidos: quiero decir que nos damos cuenta de que no estamos enteramente en este acto, y de que sería una injusticia atroz juzgarnos a partir de este único acto, manteniéndonos colgados y suspendidos a la picota durante toda una existencia, como si ésta se resumiera enteramente en este acto.
>
> "¿Comprende, ahora, la perfidia de esta muchacha? Me sorprendió en un lugar y en una actitud en que no debería haberme visto, me vio tal como yo no podía ser para ella; y la realidad que quiere asignarme es tal, que nunca hubiera podido imaginarme tener que asumirla con ella, ¡la de un momento fugitivo y vergonzoso de mi vida! De esto, señor, de esto es que sufro sobre todo."

No nos equivoquemos; se trata de un padre, que además trata de convencer, es decir, de forzar; sirviéndose de los significantes. Lo interesante en su relato es su manera de decirnos que la división del sujeto, el drama, es no estar enteramente en el acto. Utilizo la palabra "drama", pero la expresión utilizada por Lacan "dolor de existir" indica mejor el desgarramiento subjetivo. ¿Qué quiere decir? Que los significantes se repiten sin cesar, uno a uno, y nosotros, los portadores, cambiamos igualmente hasta llegar a perder la identidad establecida. Sujeto de un significante y de todos los significantes. El significante viene del Otro y vuelve al Otro, y ahí lo está esperando. ¿Dónde? Donde falta un significante.

Ser sujeto es un acontecimiento que se produce en el Otro. Vuelvo de otra manera al tema del inconsciente. Hay que tener presente que cuando se tiene enfrente a un paciente, a un niñito que dibuja, a un perverso (si por suerte llega al análisis), o cuando se está frente a cualquier locutor, entonces, el sujeto del sujeto que se tiene enfrente se vuelve interlocutor en el Otro. Y pienso que la pasión del yo (*moi*), esta "pasión de ignorancia", está tan arraigada que en ese momento olvidamos y no podemos pensar que es en el Otro que el sujeto se hace. Veamos lo que dice Lacan: "Subjetivizar es decir que el sujeto se constituye, toma lugar en otro sujeto; el Otro". Vemos, entonces, que el sujeto disuelto antes del acto y disuelto después del acto, se constituye borrado en el campo del Otro.

¿Cómo se da todo esto en el análisis? ¿Se trata acaso de una especulación descarnada? ¿Qué otro alcance psicoanalítico se podría esperar que no sea que el sujeto, en un análisis, hable, no para decir sentidos, para significar, sino para significar-se? Es decir, que un sujeto hable –y ahí la paradoja– para desaparecer, para hacerlo y borrarse inmediatamente. Solicitamos, esperamos que el sujeto dimita, vaya hacia el Otro, desaparezca y, por lo mismo, lance la cadena de los significantes inconscientes. El sujeto dice y, al decir, deviene sujeto y desaparece. Antes del acto no estaba y después ya no está.[6] El sujeto "ex-siste" fuera de esta cadena, pero en relación con ella. Es lo que se podría denominar antinomia del sujeto.

II

Podemos representarnos esta antinomia mediante un objeto topológico introducido hace tiempo en la teoría lacaniana. En lugar de definir al sujeto, la banda de Moebius nos la va a mostrar. Pero sería falso identificar directamente al sujeto con la banda y decir, señalándola: "Este es el sujeto". No es eso. Lo que nos interesa de

[6] En francés, *être, n'être plus*. Quizá salvo aquí, la elección de traducir a *être* por "ser" o "estar" estuvo indicada por el contexto. [T.]

la banda es que su propiedad de tener un solo borde cambia si le operamos un corte medio (al menos en el caso de una cinta con una sola semitorsión). En este punto, es decir, cuando hace una curva cerrada (que vuelve a su punto de partida) la banda propiamente dicha desaparece, dando lugar a una cinta que ya no es una banda de Moebius.

De modo que no basta con representar al sujeto en el espacio. Hace falta también el acto de cortar, de trazar una curva cerrada. El acto de decir es del mismo tipo, ya que el significante determina, escinde al sujeto en dos: lo representa y lo hace desaparecer.

Veamos una segunda manera –esta vez lógica– de considerar la antinomia. Para hacerlo retomemos un análisis de larga data en el discurso lacaniano: el de la relación entre el Uno y el cero en correspondencia con la relación entre el sujeto y el significante. No voy a entrar en los detalles de una demostración que trató rigurosamente J. A. Miller en su texto *La Suture.*[7] Me limitaré a los aspectos esenciales de esta correlación para responder a la cuestión que nos ocupa: ¿Cómo dar cuenta del hecho teórico de que el sujeto es posible y sin embargo nombrado y, más aún que nombrado, contado como uno (sea uno de más o de menos)? ¿Cómo esa cosa huidiza que es el sujeto puede ser fijada con un significante?

Una aproximación a la definición del cero de Frege puede ser esclarecedora. Es un número dotado de dos propiedades: por una parte, designa el concepto de un objeto imposible, no respecto de la realidad sino de la verdad, al no ser idéntico a sí mismo; por otra –en relación con la serie de números– cuenta como uno. El cero se define así en tanto concepto de lo imposible y en tanto elemento que ocupa un lugar en la sucesión numérica. Del mismo modo el sujeto, rechazado de la cadena significante, es representado sin embargo por un significante y, por lo tanto, elemento contable. Esta notable afinidad entre el sujeto y el cero se hace más estrecha e importante si consideramos una función que les es común: tanto uno como el otro aseguran, por su lugar singular, el movimiento de la serie de los números. Así, cuando definimos al sujeto del inconsciente como efecto del significante en el ser hablante, queremos decir que el desfile de los significantes a través de nosotros nos hace una constante, un cero, una falta, una falta-pilar que precisamente va a sostener toda la cadena.

[7] *Cahiers pour l'Analyse*; 1-2, págs. 39-51, París, 1966.

Antes de entrar en el problema de la castración, anticipemos un interrogante: ¿por qué introducir el término "sujeto" si todo el sistema es significante, si el orden es significante? ¿Por qué Lacan quiere conservar este término, si todo nos lleva a decir que no hay? Ahora bien, desde el punto de vista de la teoría lacaniana, hay lugar para la existencia del sujeto. Decir que el sujeto está bajo el significante y que después no está más es cometer un error. El sujeto está dividido, de modo que también está en la cadena. Lacan quiso conservar el término "sujeto" y aun utilizarlo para evitar al psicoanálisis la marca del formalismo. Mientras que éste rechaza al sujeto, para nosotros, psicoanalistas, el sujeto es la materia de nuestra praxis.

Incluso en relación con Freud, Lacan prefiere al sujeto. Hay una hermosa cita en que hablando de la satisfacción del deseo, Lacan afirma: "Freud nos dice: 'El deseo se satisface', mientras que yo les propongo: el sujeto del deseo se satisface". ¿Por qué no renuncia a esta cuestión del sujeto? Al marcar esta variante, este matiz en relación con Freud, cabe preguntarse si es el concepto de satisfacción lo que lo lleva a no abandonar al sujeto. ¿Le es necesario el sujeto para hablar de goce o de satisfacción? A mi entender no es éste el camino acertado; más adelante veremos cómo la relación entre el sujeto y el goce es una relación de oposición. Se podría decir, con alguna reserva: "Allí donde hay goce no es lo que explica su interés por el concepto de sujeto".

III

Vayamos directamente a nuestra tercera relación, la del sujeto con la castración.

En el marco de la castración vamos a encontrar, en Lacan, una primera respuesta, inspirada por el término "afánisis" tomado de Jones, al que se refiere en la mayoría de sus seminarios para —no sin admiración— criticarlo. En este sentido, algunos importantes conceptos de la teoría lacaniana llevan el sello de Jones tan marcado que me dije que Lacan ama a Freud como a su doble, pero desea a Jones. Cuando Freud escribe: "El deseo se satisface", él dice "el sujeto del deseo se satisface". Jones propone: "Afánisis del deseo"; él dice: "No es que el sujeto esté ausente de la cadena de los significantes, no es que no estemos en los mil y un acontecimientos que se van a suceder; el sujeto está, pero como borrado, el sujeto se 'afaniza', se desvanece en el Otro".

Si ahora nos referimos a la castración y a la distinción establecida por Lacan, hace ya varios años, entre tener el falo y serlo, veremos desdoblarse este concepto de afánisis según el lugar que el sujeto ocupe en referencia al significante o bien al objeto fálico.

Preguntémonos simplemente, a manera de recuerdo, qué queremos decir cuando usamos la conocida expresión "ser castrado". Incluimos tres significaciones. En primer lugar, que el ser hablante se enfrenta al sexo con sólo dos medios: el significante (síntoma o no) y la fantasía; medios artesanales porque no son capaces de resolver el callejón sin salida del goce, entendido aquí como inexistencia de la relación sexual. Después, que el recurso a los significantes es una coacción y una sumisión; coacción a una repetición inútil porque la sustitución (*suppléance*) no se cumple, fracasa; sumisión al término que ordena esta repetición: el significante fálico. "Tener el falo" quiere decir no tener absolutamente nada y seguir sin embargo sometido a la función fálica. Por último, que en el trabajo inexorable de poner un significante tras otro en el curso de una vida, el sujeto se extingue pasivamente, se "afaniza". Esta es una de las formas de desaparición. La otra forma relativa a ser el falo depende de una dimensión muy diferente, la de la fantasía, en que vemos desaparecer al sujeto oculto tras el objeto fantasioso. De modo que conviene distinguir muy sucintamente dos clases de afánisis, dos maneras de no estar más (lo cual es muy distinto de "no ser"): una, propia de la repetición, la otra, de la ocultación.

Se ve así fácilmente que la castración no es, como se podría creer, una operación negativa de eliminación de un órgano. Por el contrario, castrar es un trabajo de proliferación inexorable de significantes sucesivos. Y si algo sufre una privación, no es el pene, es el propio sujeto. Castrar es decapitar ya que cuanto más insisten y se repiten los significantes el sujeto es menos. Si ahora, para resumir, cambiamos de vocabulario y nos volvemos a preguntar: ¿qué es la castración?, diremos que es una iniciación, una entrada del niño en el mundo del fracaso para abordar el goce (ni siquiera para conocerlo, sólo para significarlo) al precio de desaparecer. Una vez más llegamos a la misma conclusión: el niño entra en el mundo y palidece.

Volvamos a nuestro cuestionamiento anterior: ¿de qué tipo de obstáculo nos libra el término "sujeto"? Someto a la apreciación del lector la idea de que el callejón sin salida que Lacan debió sortear es la vieja alternativa del ser y el no ser.

Según mi interpretación, tenía que evitar ontologizar al sujeto, evitar hacer de él un sustrato; no adosarlo, dicho de otro modo, a la idea de representado. Era necesario que el sujeto no fuera solamente algo marcado por la representación, lo que para Berkeley se traducía mediante su célebre fórmula: "El ser es el ser percibido", y para nosotros, por "El sujeto es el sujeto representado". Se trata así para Lacan de evitar ese sujeto-sustrato, identificado exclusivamente con una representación. Si el sujeto fuera sólo pura representación, lo erigiríamos naturalmente como entidad absoluta, sustancial. Hacía falta, para no acabar en las redes de la metafísica, que el sujeto fuera otro.

Lacan conserva así, por un lado, esta idea de representado, pero para que no sea un sustrato introduce por otro la de sujeto borrado en toda la cadena. La inversa también vale: la necesidad de no hacer desaparecer completamente al sujeto explica el recurso a la idea de sujeto representado. Esta doble actitud es, por supuesto, el sujeto dividido. La astucia no radica tanto en haber dividido al sujeto –habría podido dividirlo en ser y no ser– como en haberlo dividido entre la representación y el conjunto de las representaciones. ¿Cuál es el interés de esto? Consigue dividir así al sujeto entre el ser representado y, por otra parte, lo hace estallar en otros tantos decires, en otros tantos significantes que se ordenan en cadena. De esta manera mantiene al sujeto y conserva sobre todo la cadena de las representaciones inconscientes o bien, la cadena de los significantes. Vuelvo a insistir en que la división del sujeto no es entre el ser y el no ser, sino entre uno y el Otro, entre un significante que lo representa y el desvanecimiento en la cadena, o también, usando nuestras letras, entre S_1 y S_2.

Ahora bien, la solución de dividir al sujeto eludiendo esos dos riesgos se apoya enteramente en la función representativa: un significante representa al sujeto para otro significante. Sin el concepto de representación la división del sujeto sería impensable, porque es mediante un representante como queda el sujeto ligado al sistema. Pero –y éste es el interrogante que le expuse a Lacan y ahora formulo– esta amarra de la representación no es demasiado débil para mantener juntas dos dimensiones tan heterogéneas: ¿La determinación significante y el efecto de un sujeto desaparecido? ¿Cómo concebir que la representación pueda reunir la determinación y el rechazo, la causa de la abolición y lo abolido? Para algunos una pregunta de este tipo puede dar lugar a objeciones, algunas de las cuales podrían, incluso, encontrarse en lo desarrollado anteriormente y haber sido adelantadas por mí. Yo quisiera, en cambio, no hacer callar la pregunta y permitirle que nos guíe, sin perjuicio de que más adelante debamos volver sobre nuestros pasos.

A partir, entonces, de este cuestionamiento de la representación como divisor del sujeto me parece posible, más que dividir horizontalmente al sujeto, multiplicarlo verticalmente en tantos significantes como los que componen una cadena. Un sujeto proliferado, foliado. Esta concepción espacial del sujeto nos surgió al considerar cierta clase de superficie topológica, llamada superficie de Riemann[8], definida por una función analítica. Riemann, sabio y matemático del siglo XIX, había resuelto genialmente –en el marco de la teoría de las funciones analíticas de variable compleja– el caso anormal de una función multiforme. Es el caso de una variable –no hago más que mencionarlo– relativa a un número complejo (por ejemplo, raíz cuadrada de z) a la que corresponde más de una función. Para sortear el obstáculo de una irregularidad molesta para otros cálculos (cálculo integral) Riemann sale, por así decir, del campo propio de las funciones algebraicas y recurre al espacio geométrico, aun a lo imaginario del espacio. Procede así a una multiplicación de la variable en tantos valores como funciones hay. En lugar de tratar de reducir el número de funciones y acordar una función a una variable, esta misma halla concordancia descomponiendo el valor de la variable; en una palabra, en lugar de disminuir las funciones, desmultiplica la variable.[9] Esta multiplicación va a

[8] La superficie de Riemann o estructura de variedad analítica compleja es una de las fuentes comunes a la teoría de las funciones algebraicas y a la topología. Una de las propiedades que pueden interesarnos particularmente para el manejo de los objetos topológicos introducidos por Lacan es la orientabilidad de la superficie de Riemann. Inversamente, toda superficie cerrada orientable es homeomorfa a una superficie de Riemann: el caso de la esfera, del toro y del toro con asas (con p asas). Puede consultarse para esto sin mayor dificultad el segundo capítulo de G. Springer, *Introduction to Riemann surfaces*, Reading, 1951.

[9] Es interesante señalar que este descubrimiento de Riemann está en estrecha dependencia con su teoría de las multiplicidades (muy marcada por la filosofía de Herbart). Cf. la obra de Bertrand Russell, *Fondements de la géométrie*, Gauthier-Villars, 1901.

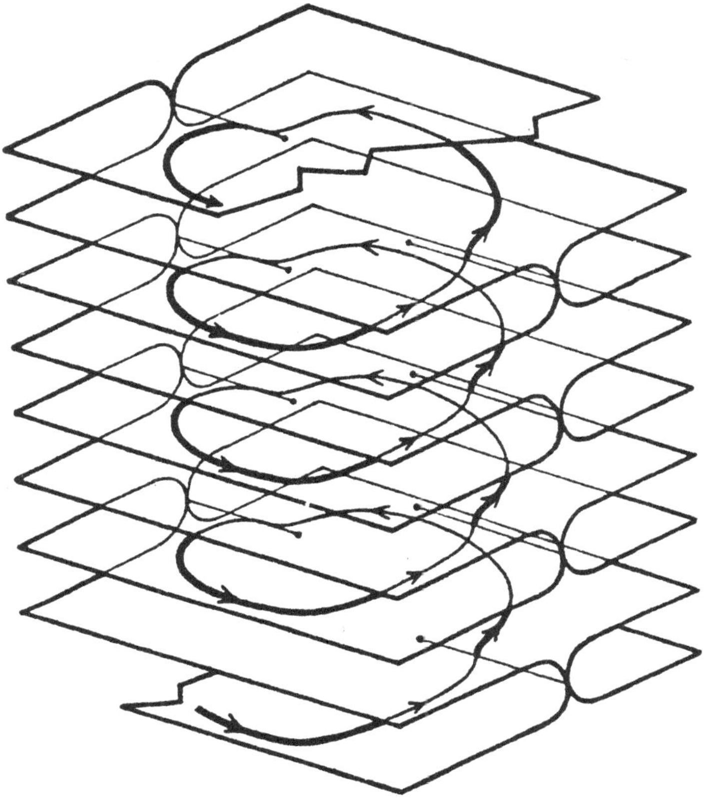

Superficie de Riemann de la función analítica arco seno. Entre las diferentes superficies de Riemann, ésta –por el número infinito de hojas superpuestas– es la que mejor representa nuestrc propósito. (Dibujo realizado según la sugerencia de F. Tingry.)

tener, al menos en Riemann (eso se modificó después), un soporte espacial, topológico. Erige una construcción compuesta de hojas superpuestas, cada una correspondiente a un valor y el conjunto que reviste (*recouvrant*) el plano de los números complejos; el número de pisos o de hojas, según el tipo de superficie, puede subir al infinito. Esta estructura es, precisamente, la llamada superficie de revestimiento (*recouvrement*) o de Riemann.

La analogía de un análisis de este tipo con el sujeto nos parece notable. ¿Por qué no suponer –sin prejuicio de poder rectificarnos– que el sujeto padece la misma proliferación, la misma foliación a que Riemann sometía el valor de la variable, e incluso que si el sujeto se multiplica así en la medida de los significantes componentes de la cadena termina por identificarse con ellos? Significaría, como sabemos, liberar al sujeto de toda atadura respecto del sistema, porque él deviene ese sistema; también sabemos que existe un nombre para designar esta asimilación del sujeto a la cadena, el Sujeto-Supuesto-Saber, y que además, como traté de explicar, no hay que confundir negación del sujeto con dependencia del sujeto: una cosa es decir que el sujeto no es y otra que se afaniza. Sabemos todo eso. Sin embargo, cuando los psicoanalistas que somos practican tanto la teoría como el análisis, ese sujeto suele deslizársenos entre los dedos; razonamos y filosofamos como si de hecho sólo fuera un ornamento sobrecargado, un comodín, *joker* del juego teórico. Sucede como si fuéramos "sujetistas" de pensamiento y formalistas de corazón.

Ahora bien, cuando a partir de la superficie de Riemann proponemos ver al sujeto proliferar en hojas y desaparecer, estamos confirmando esta intuición, o mejor, quizá, la estamos interrogando como a un síntoma en lugar de tratar obstinadamente de corregirla. Quedaría así más despejado el terreno para poder reconocer la necesidad de profundizar la afánisis efectiva del sujeto y, por lo mismo, en consecuencia, volver a trabajar la dimensión imaginaria del yo (*moi*). Estas formulaciones sobre el sujeto ofrecen muy particularmente para su examen el tema del yo y de la intuición. Si el sujeto está confinado a la cadena como suponemos, se impone la necesidad de estudiar más a fondo su relación con la intuición.

En síntesis, se trataría de mantener viva la pregunta: "¿Quién es el sujeto?" Si corregimos nuestra terminología al hablar de la castración y en lugar de "sujeto" decimos "el niño"; en lugar de cadena, "ley del padre" en lugar de "afirmar", simplemente "goce", agregamos goce de la madre, y si, por último, nos preguntamos quién es ese niño del psicoanálisis, ese magnífico niño del que tanto habla el psicoanálisis para sostener sus hipótesis, tendremos que responder que ese niño, es decir, ese sujeto, es el que habla y piensa con las palabras del padre atraídas por el goce de la madre.

Es el niño que no sabe lo que dice sin siquiera poder gozar. El magnífico niño del psicoanálisis, nosotros, los seres hablantes, no somos sino seres de viento, mensajeros evanescentes entre el goce que aspiran las palabras y el nombre del padre que las ordena.

El concepto del saber

Antes de precisar el concepto de saber, en psicoanálisis, recordemos que el punto donde se encuentra representado el sujeto no es cualquier significante. En nuestra demostración responde a dos funciones:

1) es el significante que le falta al Otro, que falta en la cadena.

2) es el significante que representa al sujeto y rodea el agujero del no-saber.

Aquí se me podría marcar una contradicción: "Usted afirma que hay no saber, es decir, que falta un significante; luego dice, sin embargo, que un significante rodea el agujero del no-saber". Son dos cosas diferentes: es un agujero y, además, está cercado por un significante. De este modo, el sujeto está representado por un significante que está ausente en la cadena y, secundariamente, este significante rodea el punto con el no saber. Como sujeto me realizo donde no sé.

Esta pregunta no es simplemente especulativa, porque este agujero del no-saber tomará la significación de aquello de lo que no podremos nunca estar seguros, ni por medio del sujeto, ni por medio del saber en sí (aún no he definido el saber). Este agujero es el sexo. "Sexo" en psicoanálisis no quiere decir sexo genital. El sexo está definido en la teoría analítica como: "No hay relación sexual", es decir, que no hay ningún significante que pueda significar al sexo. Mientras que el sujeto, por lo contrario, puede estar significado. El sexo es aquello que no se sabe. Y es en este punto preciso de retención con el sexo –donde el sujeto no sabe, donde el significante rodea el agujero– que se constituye el sujeto.

A partir de este punto se nos podría preguntar: "Usted dijo hace un momento que el sujeto es cero, la ausencia que viene a sostener la cadena, que el conjunto sucesivo de significantes se sostiene en un sujeto cero, marcado por un significante o, si piensa en una cadena numérica, por un número. Y, además, está introduciendo otro término, el de 'sexo', que califica igualmente de agujero.

Habría que saber qué relación existe entre el sujeto como falta y el sexo como no-sabido".

Existen, claro está, varias maneras de tratar esta dificultad, que encontraremos muy seguido en nuestro camino, la de la relación con las diferentes faltas. Una manera de abordarlo es situando el sexo como lo que separa la mitad de un sujeto de la otra mitad, es decir, que el sujeto dividido está separado por el agujero sexual. Otra manera de decirlo es que este sexo –identificado con la causa del deseo– es diferente al sujeto cero. A mi parecer, definitivamente podemos definir el sexo como el punto donde, en la cadena, no hay significante, como el agujero dejado por el significante que sale de la cadena, precisamente ahí donde se constituye el sujeto.

Haré una observación al respecto. Así, como acaba de decirse que el sujeto se hace en el campo del Otro, hay que recordar que el sujeto se hace en el campo del Otro, justamente, donde falta un significante, es decir, en donde vuelve a encontrar el tope del sexo.

Es el momento propicio para introducir la cuestión del saber. Para esto primero tengo que pasar por la noción del olvido. Esta es la hipótesis: la noción del saber surge como lo contrario del no-saber. Notemos que este mecanismo de inversión con respecto al término "saber", Lacan lo representa con la botella de Klein. Una de las formas de este "no saber" es el olvido. ¿Qué es el olvido? Un agujero, pero no el agujero de un recuerdo. No es olvidar una escena, un sentido, una imagen; el olvido no es un recuerdo que no viene. El olvido, según Freud, es una falta de significante, es decir, que algunos elementos mínimos han desaparecido, por ejemplo, los fenómenos.

Con el olvido voy a retomar, más detalladamente, la idea que enuncié más arriba. El olvido, como carencia de significante, es en sí un significante. Se trata, casi, de una falta positiva, rodeada, marcada de un significante. Sin embargo, es conveniente matizar: se puede decir, ya sea que esta falta de significante es un agujero marcado por un significante –y por eso se convierte en un agujero significante–, o que falta un significante porque hay significantes que retomarán el lugar del agujero, pretendiendo sustituir al significante desaparecido.

Recordemos otra definición del significante: el significante es aquello que se puede borrar. Un significante es lo que desaparece, lo que se borra, lo sustituible. Aquí hay que hacer, a mi entender, un paralelo con la noción de huella, de borradura. Recurramos a la alegoría de la huella y de su desaparición. La huella dejada por el pie, hace unos días, se ha borrado, es decir, que esta huella, al borrarse, deviene significante. Pero no deviene significante porque se ha borrado, sino porque he marcado el lugar con una cruz, o porque he dejado mi propia huella en la borradura. Se distinguen tres momentos: huella, borradura de la huella y marca de la borradura. En este último punto nace el significante y surge el sujeto. El sujeto es coetáneo de esta doble borradura. En el caso del olvido es importante notar que el significante se borra, y que esta falta, este significante que se escapa, será objeto de sustitución. Otro tomará su lugar. ¿Qué deviene ese significante que se escapa? ¿Adónde se hunde? No desaparece, se condensa con el significante que lo va a sustituir; éste es el mecanismo de la metáfora: sustitución y condensación.

El agujero del olvido se hace uno: el Uno del agujero, el Uno de la falla, el Uno de la ruptura, el Uno donde vendrá el sujeto; es ahí donde nos hacemos.

Hay que agregar que esta condensación, esta borradura del significante, sobre otro que desaparece, hace un nuevo significante, que mencioné como significante metafórico, es decir, el significante más, el Uno más. Es por esto que no sólo se produce un trabajo de sustitución sino también un trabajo de sustitución y de condensación. Volveré sobre esto más adelante, cuando me refiera a la interpretación del psicoanalista.

Este Uno del agujero, Uno de la falla, en tanto que Uno, se relaciona con todos los otros significantes. Parafraseando la célebre fórmula: "El significante representa el sujeto para los otros significantes", es decir, que este Uno de la falla se dirige, se refiere a otro significante. ¿A "Otro", en singular, u "Otros", en plural? Los textos lacanianos son muy ambiguos, al respecto. Propongo considerar que este otro significante es el mantenedor de toda la cadena o, si no, situarlo en primera fila. A diferencia del S_1, el Uno del agujero, el S_2 designa a todos los otros significantes. El objetivo de esta demostración es afirmar que el Uno del olvido también se olvida. El olvido es uno, el Uno del agujero, el Uno de la falla. ¿Por qué considerarlo como Uno? Porque está relacionado con los otros, con los próximos olvidos, con los olvidos pasados; este Uno del olvido va a desaparecer, a su vez, en beneficio de los próximos Unos, los significantes que siguen.

Es por esto que el olvido no es una falta de memoria, sino,

más bien, la memoria freudiana como agujero. Pongámonos de acuerdo: la cadena se confunde con el agujero, como si todos los significantes fueran un mismo agujero. Porque, ¿dónde se encuentra esta cadena? ¿De dónde sacamos la hipótesis de que los otros significantes siguen la cadena? ¿Por qué suponemos que los otros significantes se ordenan de manera hábil? Decía, más arriba, que el significante no es para saber, pero los significantes en su conjunto son un saber, hacen saber, saben. ¿Qué saben? ¿Por qué decir que la cadena es un saber? De la misma manera que Jones inspiró a Lacan con el término "afánisis", Newton, con su famosa pregunta, le inspira la noción de saber inconsciente: ¿Cómo es posible que un cuerpo, la masa de un cuerpo, esté ligado a otro cuerpo, a otra masa, de tal manera que ninguno de los dos se destruya ni se aleje, que estén en relación y que guarden una buena distancia?

Podemos plantear la misma pregunta respecto de los significantes: ¿cómo saben a qué distancia relacionarse?, ¿cómo saben hacer cadena?; ¿cómo saben ordenarse? Un significante sabe referirse a otro significante para poder significar. ¿Qué? El sujeto. Pero, ¿cómo saben referirse uno en relación con el otro? Un significante es aquel que representa un sujeto *para* otros significantes. La clave de la fórmula, dado el estatuto del saber, se encuentra en este término *para*, donde comienza y yace el saber. En síntesis, ¿cómo los signifiantes saben mantener este *para*?

Por último, este interrogante newtoniano –¿cómo es posible la ley de gravitación?– abre la entrada a Dios. ¿A qué dios? ¡Al de Newton! Que no es el mismo que el dios de Descartes. El dios de Newton es un divino arquitecto y no un dios garante de las verdades eternas. Quiere decir que el aparato fabricado por el dios newtoniano podría marchar bien. No siempre puede saberse. Esto debe subrayarse, porque el saber del que hablaba, ese saber significante, no es en realidad un saber prefecto; los significantes se ordenan en función de un punto donde ya no saben. Como enunciaba: el saber se ordena a partir de un no-saber. En otras palabras, el significante se ordena de manera hábil, pero en función de un punto de retención, encarnado, por ejemplo, por el azar, lo real, como si el saber significante consistiera en saber fallar. El dios de Newton nos interesa, al respecto, porque tiene en cuenta un orden que no siempre funciona. A mi entender, el concepto de inconsciente como saber depende mucho de este interrogante newtoniano y del dios que edifica.

Agreguemos, para terminar, que si se supone al sujeto del que hablaba más arriba, disuelto en la cadena, afanizado, si lo hacen vivir como saber, si se lo erige, obtendremos el Sujeto-Supuesto-Saber. El Sujeto-Supuesto-Saber es el saber del sujeto, el sujeto del saber. Mientras que el sujeto del saber es un sujeto que desaparece, el Sujeto-Supuesto-Saber es un sujeto que vive sub-yacente al saber, en el saber. Lo que me parece esencial es que esta manera de concebir la relación entre el saber y el sujeto plantea el problema de la aplicación de este concepto, Sujeto-Supuesto-Saber, en el análisis, no en términos de tener o de no tener el saber sino más bien en términos de ser o de no ser el saber. En una palabra, caracterizar al psicoanalista del Sujeto-Supuesto-Saber no significa atribuirle un conocimiento cualquiera sino suponer que es el saber inconsciente.

El objeto a *(I)**

Abordaré la noción de objeto *a* ¿Por qué retomar un término que para algunos constituye un enigma mientras que para otros es algo tan conocido que ha perdido su valor de concepto? Ocurre que en cada uno de nosotros dormita un Don Quijote con su causa y el furor de defenderla. Mi causa consistirá en hacer hablar esa expresión lacaniana debilitada por el uso. Ya me lo había propuesto con las nociones de sujeto y de saber; trataré de hacer lo mismo con el objeto *a*.

¿Qué nos dice este objeto? Sin preámbulos, enunciaré tal cual la tesis principal en la que interviene el objeto *a*. La tesis es la siguiente: la función del analista es la de estar en el lugar del objeto *a*, lugar dominado por el simulante. Incomprensible para algunos, demasiado conocida para otros, prefiero enunciar ahora esta proposición y demostrar así que todas las consideraciones sobre el objeto *a* terminan o deberían terminar por aclarar no la esencia de un concepto sino las condiciones en que se desarrolla un análisis, en particular aquellas relativas al psicoanalista.

Remito la función del analista al objeto *a* habiendo afirmado antes que esa función revela al Otro. Esas dos afirmaciones no son contradictorias. En efecto, he propuesto una correspondencia que me parece innovadora y que consiste en hacer coincidir los cuatro lugares que definen al ser hablante con los cuatro lugares o funciones del analista como si el analista se desplazara entre cuatro posiciones diferentes. No habría, entonces, una sola posición analítica sino cuatro, las correspondientes a los cuatro registros del ser: ser sexuado, ser de verdad, ser de saber y ser de sujeto hablante.

Planteémonos la pregunta: "¿Qué es el objeto *a*?"

Sí, el sujeto no es el individuo sino la resultante de la expe-

* El autor agradece a Delia Esquivel su colaboración.

riencia que nosotros, seres hablantes, realizamos cuando no sabemos lo que decimos; el objeto es la resultante de la incidencia de las palabras en nuestro cuerpo sexuado. Y el primer efecto de esta penetración de los significantes que nos atraviesan es la pérdida. Ya en los primeros instantes de la vida la criatura nace mezclada a la sangre, orinas y excrementos de ese medio residual del que parece formar parte y, sobre todo, ligada a la placenta, su primera pérdida y origen de su primera cicatriz.[1]

Prosigamos aún la comparación con el sujeto. Si el sujeto existe dividido, esto es, si es corte entre el hecho de ser Uno por el significante, por el acto de un dicho, y ser Otro gracias a todos los otros significantes por venir; si el sujeto, entonces, existe dividido, cortado, como corte, el objeto, en cambio, es agujero, falta. Esta es la diferencia entre el corte del sujeto y la falta del objeto.

En nuestro último encuentro había mencionado una dificultad, "un hueso teórico", en la confrontación entre el sujeto-falta y el agujero sexual. En efecto, cuando Lacan concibe el sujeto como dividido en S_1 y S_2, o bien entre la identificación al significante (el Uno) y la diferencia (el Otro), él califica de desvanecimiento la sujeción del sujeto *a* S_2. Recordemos solamente que otro modo de comprender esta desaparición consiste en decir que el sujeto falta o, mejor, que el sujeto es falta en la cadena o, aun, que el sujeto es el cero que sostiene la cadena. La confusión surge al incluir en el mismo término de falta tanto la falta de sujeto bajo el peso de S_2 como la falta de objeto sexual.

Sin embargo, desde un punto de vista lógico –temporalmente lógico– esos dos órdenes de falta se distinguen. Si quisiéramos privilegiar el aspecto sexual del ser, en perjuicio de su carácter hablante, diríamos que antes del primer vagido significante del recién nacido en el umbral mismo de su entrada al mundo, existe ya la falta de objeto, anterior a la falta subjetiva propia de la experiencia de la palabra. La pérdida del objeto precede, entonces, al efecto de sujeto. Pero aun así, si queremos mantener ese término de falta, será más justo utilizar la fórmula de recubrimiento de dos faltas: la

[1] Primera pérdida que anuncia ya la última: la de la muerte. En los pañales incuba la muerte. Tertuliano nos explica con elocuencia: "¿No hay cierta relación entre los pañales y el sudario? Envolvemos casi del mismo modo al que nace y al que muere; la cuna recuerda el sepulcro y es signo de nuestra mortalidad que nos amortajen cuando nacemos".

falta del sujeto, desaparecido detrás de sus pensamientos, el ahí donde yo no soy, se superpone al agujero del objeto, pérdida del cuerpo.

Cada vez que he tropezado con el objeto *a* en los textos lacanianos, encontré un obstáculo: a veces, *a* me parecía relevar de la dimensión imaginaria; otras, de la real. Por momentos lo veía desempeñar la función de tapa-agujeros; en otros, por el contrario era el agujero. Ahora bien, hoy veremos que el objeto no es imaginario sino fantasioso y que la diferencia entre los niveles real y fantasioso del objeto se justifica. Trataré de establecer esos dos registros del objeto *a*: como agujero, en tanto que real, y como sostén, en tanto que objeto fantasioso.

Antes de situarlo como real, precisemos brevemente que el objeto como soporte de la fantasía es, ante todo, una solución. El objeto fantasioso es un recurso ante el peligro que constituye el enigma del deseo del Otro. Por ejemplo: cuando alguien decidido a comenzar un análisis toma el teléfono para fijar su primera cita, se inquieta. ¿Ante qué? Ante lo indeterminado, ante el Otro. Ante el enigma de esa voz al otro extremo del hilo y de la incertidumbre de aquello que un eventual análisis podrá hacer hablar y dejar escuchar. Es cierto que se sufre, pero también es sabido que el síntoma proporciona beneficios. La primera cita significa simultáneamente la duda y la pregunta: ¿Por qué no, por qué no aprender a cohabitar con el síntoma? ¿Por qué ponerlo en juego? Jugar: ésta es la palabra. El objeto es la solución del sujeto ante la incertidumbre del juego, de la apuesta, de la espera. El sujeto tira su carta y no sabe. Enfrentado al deseo sagrado del Otro, y en la ignorancia propia del riesgo se aferra a su último recurso, al objeto, esto es, a lo que encuentra al alcance de la mano: su cuerpo. El sujeto literalmente se sacrifica, sacrifica una parte suya, paga con su persona, actúa. Ante el enigma, hace y se hace pérdida. Ya no reflexiona, ni piensa, ni interroga más. Se precipita y se da. El carácter fantasioso del objeto reside en la amalgama entre el sujeto y algo perdido de su cuerpo. El objeto ha dejado de ser real; ahora llena el agujero.

Consideremos ahora el aspecto más difícil: el objeto en tanto que real. Más adelante volveré al problema de la fantasía. ¿Qué es el objeto como real? Es el agujero de la pulsión.

La pulsión es un mito, es un montaje de cuatro elementos heterogéneos: la fuerza, el fin, la fuente y el objeto. Dejo de lado la citación habitual de los textos freudianos para sólo subrayar el carácter activo de la pulsión. El mito de la pulsión es el mito de una actividad, de una acción, de un movimiento de ida y vuelta. De hecho, es un ejercicio, una práctica significante de recorte y de producción de un objeto en negativo. Para concebir esa actividad pulsional de ida y vuelta e inspirándose en la alegoría de Henri Poincaré de los "seres infinitamente planos", pequeños monstruos que habitan el espacio bidimensional, la teoría lacaniana imagina la libido como una laminilla, especie de prolongación viviente y monstruosa del cuerpo, que alcanza y carcome el campo del Otro. La pulsión es una actividad de desgarradura, de devoración, de captura de una parte del cuerpo del Otro.

En efecto, ¿cómo comprender, sin la ayuda de este apoyo intuitivo llamado laminilla, algo tan inconcebible como la libido, algo que permite al pintor, mediante su cuadro, arrancar los ojos de aquel que lo contempla? ¿Algo tan inconcebible que explique que el amante pueda arrancar al amado, de lejos y sin mover un dedo, un pedazo de su cuerpo? Es a esto que llamamos la pulsión.

Pero la pulsión no se confunde con el amor. Es cierto que la pregunta es válida, puesto que: ¿cuándo depende del amante por qué éste lo ama y cuándo pulsionalmente? Es el clásico problema freudiano –varias veces abordado por Freud– de la diferencia entre narcisismo y pulsión. Si en el amor buscamos objetos en el otro con la esperanza de encontrar el complemento que nos falta, en la pulsión –al contrario– el sujeto arranca al otro lo que será su propia pérdida. En una palabra, lo inconcebible de la pulsión es constatar que dos seres aparentemente alejados mantienen sus cuerpos enlazados, aun si ese lazo es un agujero.

La alegoría de la laminilla, esa especie de mano extraña que avanza, va hacia el otro, lo toca y vuelve sobre sí misma habiéndole arrancado un pedazo vivo, demuestra que la pulsión describe una trayectoria de ida y vuelta a sí misma. La criatura, al mamar, no hace sino eso: cavar, perforar en el Otro, su madre, el seno. Es decir, que el seno que el niño devora no es manantial de leche, complemento de sus necesidades, no es carnal ni tierno. Ese seno quizá llene, ilusione a un niño hambriento, pero nunca responderá al niño deseante. Cada mamada es la confirmación de una pérdida. Probablemente la sed quedará satisfecha (¿cómo distinguir en ese estadio el hambre de la sed?), pero el deseo quedará sin respuesta.

En cada mamada todo niño hace la experiencia de un destete

parcial. Un destete que no es definitivo, que no corresponde, como podría creerse, al momento en que la madre retira para siempre el seno al niño, sino que es puntual y progresivo, una especie de pérdida creciente, como si fuera la criatura misma quien se destetara en cada mamada hasta perder el seno y perderse a sí misma. Y esto, a pesar de la alucinación y otros sustitutos. Así es como volvemos a encontrar la definición freudiana del objeto pulsional en tanto que lugar agujereado, faltante para siempre jamás, a despecho de los distintos sustitutos susceptibles de ocuparlo.

La conclusión a la que llegamos es una antinomia. Ese seno arrancado a la madre, separado de ella, es también el objeto que la criatura pierde. Nos encontramos, entonces, con un objeto que no pertenece ni al sujeto, ni al Otro, ni a la criatura, ni a su madre. Digámoslo mejor: el objeto de la pulsión, separado del campo del Otro perdido para el sujeto, es, en definitiva, un agujero, un lugar vacío que sin embargo los junta, madre e hijo. Así, el objeto de la pulsión oral es el seno, pero cuando el seno o lo que habitualmente llamamos seno ya no está. El excremento es el objeto de la pulsión anal sólo después de su expulsión, de su pérdida; la mirada es objeto de la pulsión escópica cuando, en el preciso punto ciego, el sujeto ya no ve. Y, por fin, la voz es objeto de la pulsión invocante cuando de atronada baja hasta callar como el murmullo que agoniza antes de finalizar la frase.

El objeto *a* es el nombre de esta antinomia propia de la pulsión. El indica que la multiplicidad de objetos pulsionales se reduce de hecho al común denominador que constituye el agujero o, mejor, a ese lugar de falta central entre el sujeto y el Otro. La dimensión real del objeto corresponde precisamente al objeto como falta central que separa y reúne al sujeto y al Otro.

El agujero es lo real, pero no un real en sí sino un real que se produce y modifica según algo que es muy preciso. Me refiero a la inscripción en el sujeto de la palabra del Otro, del deseo del Otro. Cada pérdida es un objeto que se produce, siguiendo el recorte, el corte que la palabra, la demanda del Otro, ejerce.[2] La "historia" pulsional del sujeto se compone, entonces, de una serie de inscrip-

2 Respecto de esto, ¿por qué no concebir lo real como una trama virtual de cortes posibles o, según la definición topológica de una superficie, como una familia de curvas? De este modo, sólo habría desgarradura pulsional cuando el recorrido efectivo de un corte sigue el trazo virtual de la trama.

ciones que cortan y desgarran el cuerpo; y cada jirón perdido es como una muerte parcial y localizada que remite, en su fondo, a la pulsión de muerte.[3] Coexisten así dos aspectos diferentes e inseparables: el corte o inscripción significante y el agujero real.

Quisiera ilustrar, en particular, la desgarradura propia del objeto oral con una antigua leyenda balcánica retomada por Marguerite Yourcenar y publicada en 1938 en los *Cuentos orientales*. En esta historia, titulada "La leche de la muerte", encontraremos en el mejor de los estilos la descripción conmovedora de la muerte reducida al hecho de la pulsión. El cuento es breve: tres hermanos levantan una torre para defenderse de los pillajes turcos; inestable y mal construida, la torre se derrumba a menudo. Una leyenda predice la indestructibilidad de la torre si se aprisiona en sus fundaciones un esqueleto de hombre o mujer. Nuestros tres albañiles deciden, por supuesto, no sacrificarse a sí mismos y emparedar a una de sus esposas: aquella que al día siguiente les alcanzará la canasta del almuerzo. Esta proposición emana del hermano mayor, apurado en deshacerse de su mujer porque ha encontrado otra, más hermosa y más joven. Al regresar a su casa, recuerda a su esposa que al día siguiente le corresponde a ella llevarles el almuerzo. El segundo hermano, a pesar del pacto de guardar el secreto que los tres han jurado, exige a su mujer que al día siguiente vaya a lavar la ropa al lago. El tercero vuelve a su hogar, besa a su hijo de cuna y no dice nada a su joven esposa. Pero el hermano mayor habla en sueños: su mujer, vislumbrando que algo inquietante se trama contra ella, pide a la esposa del segundo hermano que sea ella quien lleve la canasta. Ante su negativa, se dirige entonces a la mujer del benjamín, quien sin saber, acepta el encargo fatal. Al verla llegar, su marido trata de defenderla de sus hermanos pero muere en la pelea. Sin remedio, la joven madre, de pie, va siendo emparedada. Cuando los ladrillos le llegan al pecho la mujer ruega que no se lo cubran a fin de continuar amamantando diariamente a su hijo; en el momento en que el

3 · Me refiero a la pulsión de muerte lacaniana y no a lo inanimado de *Más allá del principio del placer*. Para Lacan, más allá del principio del placer se sitúa el goce. Este goce es, de hecho, la vida. Es claro que hay ahí una inversión respecto del concepto freudiano clásico de estado inanimado como última instancia. Esta muerte de la que Freud habla no es, para Lacan, lo inerte del mineral sino la vida vegetal y animal, la vida gozosa del ser no-hablante. Es como si nuestra muerte, pulsionalmente, tendiera a un goce excluido de toda palabra posible.

muro alcanza sus ojos, ruega aún que le dejen una rendija para poder mirarlo y asegurarse, así, de que la leche le aprovecha. Durante dos años el niño es llevado al pecho, y aunque la madre se haya vuelto cenizas, esos pechos siguen habitados de vida y de leche, y la criatura sigue mamando. Aún hoy, cuando se visita la Torre de Scutari, se buscan las huellas de un reguero blanco.

Lo atroz de este cuento no es el horror de la muerte, ni siquiera la de una madre cruelmente emparedada, sino que los senos vivan en una muerta. ¿Es esto, para una madre, el modo de perdurar? Amamantar inagotablemente, más allá de la muerte, ¿no es éste el fantasma de una madre omnipotente? ¿Qué es un fantasma, sino un montaje para alcanzar, mediante un artificio, el goce absoluto a través de una operación simple: hacerse el objeto mismo de este goce? En este sentido, el único fantasma de una madre sería convertirse en seno inagotable.[4]

Es cierto que el personaje principal de nuestro cuento, esta especie de gigantesco seno-madre, madre-seno, es una ilustración patente del fantasma materno. Pero ese sueño de amamantar por la eternidad no es más que un sueño construido basado en otro montaje: el de la pulsión, donde ya no hay madre encarnada en el seno sino un seno sin madre. Mientras el fantasma materno sería el de vivir a través del seno, lo real de la pulsión, la otra cara del fantasma significa que la encarnación no existe, que no hay más que el seno terriblemente solo, puro objeto desgarrado del cuerpo y volviéndose contra éste hasta abolirlo.

Sin embargo, aun más aterradora que los senos erguidos, autónomos, llenos de vida de un cuerpo yerto, resulta la avidez vampírica de la criatura. Como si el seno y la voracidad infinita del niño hubieran agotado, matado a la madre. El hecho pulsional es eso: una alianza, una complicidad entre el seno arrancado al cuerpo del que es prolongación, y una criatura que, harta de leche, no llega, sin embargo, a calmar su deseo.

Pero en nuestra historia albanesa existe una segunda ranura

[4] Hablo de madre y fantasma materno, pero un interrogante inmenso se perfila: *¿qué es una madre?* La respuesta no es sino transitoria: hoy me digo que una madre, el Otro materno, es la que hace hablar, que atrae un decir o un pensamiento a la boca ignorante del hijo. Pero no le preguntemos a una madre si hace pensar a su hijo: no sabrá responder porque, por supuesto, ésta es una pregunta y una respuesta de hijo.

en el muro: la de los ojos. Esos ojos de madre que parecen regular el hecho pulsional: acomodar el seno a los primeros tanteos de la boca, acechando, luego de la mamada, la placidez en el rostro del niño. Esta pulsión que trabaja, que arranca el seno al Otro para que también la criatura lo pierda, se realiza bajo la égida de la contemplación. Y esto a doble título: como mirada y como visión, como pulsión y como amor. En primer lugar, la contemplación significa que una mirada se ha desprendido hasta intrincarse con otra pulsión, como si el recorrido de la pulsión escópica consiguiera unirse al de la pulsión oral, como si esos ojos de madre descendieran, se aplastaran en el intersticio ínfimo existente entre el seno y el rostro de la criatura.

Pero además de participar en el encuentro de dos trayectos de la pulsión, la contemplación en tanto que sostén de las identificaciones narcisistas, en tanto que visión, es amor, y como amor, es el marco necesario al conjunto de las pulsiones.[5] La condición de la pulsión es el amor. Sin esas imágenes humanas del cuerpo, de las partes del cuerpo, sin los espejismos o las ilusiones de la imagen y sin el alarde llamado sexual, la pulsión sería intolerable o definitivamente imposible. Quizá sea excesivo hablar así, pero se trata de subrayar que el amor y el odio están allí donde hay pulsión. Esto se reduciría por una fórmula que retomaremos: la imagen parcial del cuerpo, investida narcisistamente, reviste, cubre el agujero pulsional.[6]

Nuestro cuento da para mucho más. Tomemos la escena final que seguramente debemos a la pluma de Yourcenar: delante del ingeniero que acaba de contar la leyenda aparece de repente una mendiga que transporta a un niño con los ojos vendados. El la rechaza con violencia, y ante la sorpresa manifiesta de su interlocutor,

[5] La teoría analítica enseña que la unidad de medida de los objetos pulsionales es el falo. Pero la mirada, ¿no es acaso el objeto, el recorrido indefectiblemente presente en toda coyuntura pulsional?

[6] ¿Qué imagen? La de la buena forma, es decir, plena, estable, única. La imagen del objeto pulsional es un continente que reúne, junta y hace uno, el Uno de un todo. Pero precisamente, al surgir el Uno se instituye simultáneamente su sustracción. Erigir el Uno para inmediatamente sustraerlo. Sin duda el mejor ejemplo de esta plenitud imaginaria, de este Uno erecto y eréctil que reclama el corte, es el falo. Agreguemos que este Uno que reúne es diferente al Uno que enumera; que el Uno imaginario se refiere al todo, mientras que el Uno significante enumera el todo.

al verlo maltratar a una madre después de un relato tan conmovedor, le explica que esta mendiga es conocida por su odiosa costumbre de estropear los ojos de su hijo a fin de enceguecerlo, asegurándose, así, la compasión y la limosna. Pero son sus últimas palabras las que nos interesan: al comparar a esta mujer con la de la leyenda, el ingeniero termina diciendo: "Hay madres y madres", frase que traduciríamos por: "Hay Otro y Otros", para designar que es en la relación con el Otro, madre o no, analista o no, que se caracteriza el tipo de pulsión en juego. Según la posición del Otro, la pulsión se denominará oral, anal, escópica o invocante. Quiero decir, que el objeto es agujero persistente, invariable, igual a sí mismo en cualquier estadio o recorrido de las pulsiones; en cambio, lo que varía y caracteriza cada una de las pulsiones es el tipo de relación significante al Otro. En otras palabras, la pulsión se define más por la manera en que la criatura reclama o pide el seno y por la manera en que la madre se separa del mismo que por el objeto seno. Hay que escuchar la intensidad del grito, la fuerza del reclamo, porque ahí se revela la pulsión. Hay que observar cómo una u otra madre esperan el regalo, fecal u otro de su niño, su insistencia obsesiva en obtener respuestas, porque es ahí donde toma forma la pulsión anal. En particular, para esos objetos pulsionales clásicamente llamados pregenitales (seno y excrementos) lo que cuenta es instinto, la manera en que la palabra se organiza para obtenerlos, esto es, para perderlos.[7]

La madre de nuestra balada balcánica es el Otro de la pulsión oral, viva y pronta a dar, a perder más bien; en tanto que la demanda del hijo, repitiéndose día tras día, transforma el seno en un agujero y a la madre en cadáver. Diferente a esta madre, la mendiga encarna al Otro, la madre-Otra que, enceguecienda a su hijo, consigue hacer de la mirada –en la medida en que ésta se ha perdido como el seno– el agujero que paradójicamente los une, madre e hijo; la mirada es aquí el objeto sexual incestuoso que colma el agujero que une ambos cuerpos.

Permanezcamos en el ejemplo de la mirada y consideremos el caso del espectador. Un cuadro es una trampa, una atrapapulsiones.

[7] Precisamente J. Lacan distingue cuatro objetos pulsionales: el seno, los excrementos, la voz y la mirada. Y esto, según el modo significante de ser arrancado, es decir, según la posición en la que el Otro se presenta, el seno se recorta con la demanda al Otro; los excrementos, con la demanda del Otro; la mirada, con el deseo al Otro, y la voz, con el deseo proveniente del Otro.

Cuando uno está frente a un cuadro, creyéndose pasivo, mirándolo, en esa intimidad de la contemplación, uno desarrolla en ese momento la más intensa actividad pulsional porque el cuadro, sin que uno lo sepa, nos está arrancando los ojos. Esto, a condición de que el cuadro nos guste. Porque es necesario el amor, es necesario cargar el cuadro para que haya pulsión. El mirar un cuadro hermoso significa perder la mirada; digamos mejor que nuestra mirada se pierde antes de llegar al cuadro, al Otro. La mirada es objeto de pulsión cuando ya no vemos más nada, cuando fascinados por el Otro, supremo y enceguecedor, nos incluimos en el lienzo. Se comprende entonces por qué el más cautivador de los cuadros es aquel que extiende los límites de la perspectiva hasta incluirnos dándonos la impresión de ocupar un lugar en él, esto es, la mirada al Otro.

Ahora bien, en análisis esto aparece en el diván: que el paciente recostado no vea, no quiere decir que no mire. Por el contrario, el diván engendra una proliferación de fantasmas en los que el Otro es mirado y mira. En particular, ello corresponde a esa encrucijada de la transferencia en la que la posición del paciente coincide con la del amado. Hasta me digo que la mirada constituiría el objeto pulsional relativo al amado, mientras que la voz sería el objeto del amante. En tanto el analista se encuentra en este lugar de puro deseante, la voz sería el objeto del analista por excelencia.

Pero cada uno de esos objetos de las pulsiones, o aun el mismo objeto *a*, que es su cociente, es también testimonio o representante de la sexualidad. ¿Qué significa esto? Que nuestra sexualidad se revela en las cosas excretadas y perdidas, en los residuos producidos por los cortes significantes del cuerpo.

Ya no se trata de lugares precisos del cuerpo ni de significantes que lo desgarran sino del cuerpo entero como objeto de pulsión. Decir que todo el cuerpo es pulsión es un supuesto que la teoría analítica designa con el nombre de goce o, más precisamente, con la fórmula: "No hay relación sexual". Esto es el sexo: un agujero que el inconsciente no puede inscribir. Es necesario, pues, distinguir dos cosas: el objeto de la pulsión –agujero real producto del corte de una demanda precisa en la relación con el Otro– y el sexo, que es también agujero, pero agujero de una inscripción que no tuvo lugar, la del significante que representaría al hombre o a la mujer.

Sin embargo, es preciso aclarar que desde el punto de vista del concepto de goce, cada uno de los objetos perdidos remite, en su parcialidad, a ese goce mítico e imposible del cuerpo todo erógeno. Así, en ese destete del niño, no sólo se constituye la pulsión oral sino que además está presente el sexo, indiferente a la anatomía de la criatura y a sus insignias sociales.

Ese pedazo de cuerpo arrancado al Otro y perdido para el sujeto, tiene dos funciones: la de ser causa de la repetición, el motor de la cadena –para no decir de la vida– porque por ese agujero irán viniendo sustitutos diversos que, móviles y cambiantes, constituirán los significantes; y la de ser la materia con la que el sujeto construye sus fantasmas. En ambos casos el objeto de la pulsión constituye, en definitiva, tanto un acceso como una barrera al goce imposible que significa el sexo.

El objeto a *(II)*

Lo real no forma parte del análisis.

Con este enunciado extremo quiero significar que lo real, siendo nuestro exterior lejano, es también un agujero situado en el centro mismo de nuestra experiencia. Como si el análisis estuviera rodeado por lo real y atravesado por él en el punto más próximo: el punto de torsión que une el deseo del analista al deseo del analizado.

Pero que lo real se sitúe en el límite de la experiencia del psicoanalista no quiere decir que esté ausente del análisis. No forma parte, es cierto; pero es la razón de lo que hacemos. Cuando uno quiera saber la causa de cierto acto de un analizado, pensará que en su origen se encuentra lo real.

De ese real, el analista permanece excluido y, sin embargo, la exclusión sigue siendo una forma de relación. La originalidad de la teoría lacaniana no ha sido decir y subrayar que hay un lugar al que somos extranjeros, sino hacer oír que el deseo, la esencia del hombre, consiste en mantener viva la relación con aquello donde no estamos ni somos. La invención del psicoanálisis, su descubrimiento, no reside en afirmar: "Hay un lugar donde no somos", sino más bien en afirmar que conservamos, sin embargo, una relación con ese lugar, y que esa relación es justamente el deseo. Quiero decir, que nos pasamos la vida tratando de colmar ese lugar con decires, artificios, mitos y –¿por qué no?– teorías, pseudo-problemas a veces metafísicos.

Ahora bien, todo lo que plantamos en esa tierra de exilio no alcanza a significarla. Ningún acercamiento a ese lugar de exclusión llegará a abolir la exclusión.

De hecho, un psicoanálisis se reduce a la tentativa de abordar ese real del exilio, es decir, de desplegar el deseo. Pero desplegar el deseo no es una meta a cumplir, y el psicoanálisis no sigue una moral utilitaria. Se parte de lo falso para llegar a lo verdadero... Partir de esas palabras, de esas quejas de esos síntomas y de esas creencias, ¿para llegar a qué?, ¿a una mayor lucidez?, ¿al hastío de saberlo todo, de no desear nada? Lo verdadero no es un saber verdadero y el fin de un análisis no es un saber más. Lo verdadero es un decir que cambia al sujeto, pero que sobre todo alcanza, despierta lo real y lo indica, lo señala como la causa de nuestros acontecimientos.

Pero ese real es peligroso. Es el sexo en tanto que goce inaccesible o prohibido que reclama las palabras y aspira nuestro decir. Cuando los psicoanalistas hablan de lo real no se refieren a lo real del mundo; ni siquiera a lo real de la ciencia. (Cada vez que se lea la palabra "real", ruego que se le añada el adjetivo "sexual", pues en psicoanálisis no hay otro real.)

Como un demonio, ese real-analítico puede tomar todas las formas, según las máscaras que lo ocultan. He dicho "demonio" y no exagero; veamos, si no, esta actual y aguda cita de Freud:

> "En algún momento esta pretensión (deseo erótico) también surgirá en la transferencia, exigiendo satisfacción. Pero en la situación analítica no puede menos que tropezar con una frustración, pues las relaciones sexuales reales entre paciente y analista están excluidas, y tampoco las formas más sutiles de satisfacción, como la preferencia, la intimidad, etcétera, no serán concedidas por el analista sino en exigua medida." (*Compendio de psicoanálisis*, en *Obras Completas* III, pág. 3398).

He aquí la cita más próxima, por no decir idéntica, a la fórmula lacaniana: "No hay relación sexual". Porque uno de los sentidos de esta frase es recordar que el sexo es lo real, que en el límite de la experiencia analítica la sostiene.

Ahora bien, la función analítica de mantener el desarrollo de una cura coincide con la de lo real sexual, que como causa descentrada ordena el discurso analítico. Cuando decimos que el analista está excluido de lo real indicamos que se sitúa al margen de la función analítica que le correspondería asumir. Como analistas, no estamos a la altura de nuestra tarea, quiero decir, de la tarea de ser causa. Y si no lo estamos es porque somos hablantes, y como tales no podemos ser causa de nada ni, sobre todo, de nosotros mismos.

Es cierto que la función de ser causa es para nosotros insostenible. Pero las funciones del analista, ¿son todas insostenibles? Y si escribo "todas", es porque estamos tratando de recorrer la tesis siguiente: "Las posiciones analíticas corresponden a las cuatro posiciones subjetivas del ser". Existen tantas funciones analíticas como lugares del ser: el ser sexual, el ser de saber, el ser de verdad y el ser del hablante corresponderían a la posición analítica de ser causa a la del analista, representante del saber (S_2), a la del analista reducido al solo decir de la interpretación (S_1) y, para terminar, a la del analista en la posición de sujeto dividido ($). Reitero la pregunta: en tanto que analistas, ¿esas cuatro funciones nos son insostenibles? Respecto de ser la causa (*a*) de la cura, no hay dudas: es para nosotros, hablantes, una función imposible; sólo podemos limitarnos a simular ese lugar de la causa, simularlo con aquello que se le asemeja: el silencio. El silencio del analista es la reproducción del silencio de las pulsiones.

Respecto del decir interpretativo, también estamos excluidos, pero de otro modo. Habíamos dicho que la interpretación releva del inconsciente, no del inconsciente del analizado y tampoco del del analista: no hay inconsciente del uno y del otro; sólo hay un inconsciente, aquel puesto en acto en la transferencia. La interpretación concierne y depende de ese inconsciente.

Entonces, ¿cuál es ese otro modo de exclusión del analista cuando interpreta? Lo mismo que su paciente, el psicoanalista es un ser hablante: habla a veces para no decir nada, a veces a despropósito, cuando no debe y, en fin, a veces para decir lo justo. Es en ese momento, cuando dice lo justo, que por su boca surge la interpretación y el saber allí implícito gana entonces el lugar de la verdad. Esto es sólo para indicar que si bien de la causa no podemos asumir su función, en revancha, cuando una interpretación es dicha nos constituimos en sujeto dividido ($), dividido entre ser ese dicho que se dice y desaparecer en ese saber que ignoramos. La interpretación no se calcula, y sus efectos son incalculables. En otras palabras: en el momento de interpretar, el analista es un dicho y al mismo tiempo ignora el alcance de su acto.

Volvamos al agujero de lo real. Ese agujero lo roemos todos, analistas o no, con todo lo que podemos y apenas como podemos, es decir, con dos instrumentos: los significantes –las palabras, si se prefiere, las palabras reprimidas– y los fantasmas. He aquí las dos manos, los dos medios con los que nos las arreglamos frente a lo real del sexo. Palabras, trazos significantes que a veces marcan acontecimientos y fantasmas, artificios ligados al cuerpo. Estos últimos, verdaderas construcciones psíquicas que anudan la trama de la realidad (Wirklchkeit), constituirán nuestro tema.

En una primera aproximación diremos que la realidad psíquica tejida de fantasmas es nuestro modo corporal de tratar y de abordar, sin éxito real.

¿Qué nos enseña el análisis? Que esos modos significantes o fantasiosos, propios de los seres hablantes, de afrontar lo real, son un fracaso. Si se prefieren, hay entonces tres pasos: el agujero –esto es, lo real de lo que estamos excluidos–, los medios para acceder a él y, en fin, el fracaso.[1]

Para comenzar, propongo la idea siguiente: la realidad de una experiencia analítica recubre paso a paso la realidad psíquica, y el analista, al aceptar conducir una cura, se compromete a construir, con el analizado, una realidad en torno de lo real, específica a esa relación analítica. Un análisis es como un andamiaje que se levanta poco a poco alrededor del agujero. En otros términos: el análisis es un fragmento de vida compuesto de múltiples fragmentos de vida.

¿Qué nos dice Freud?

> "Otra ventaja que nos ofrece la transferencia es conducir al paciente a que despliegue claramente, ante nuestros ojos, un *fragmento* importante de su historia. Todo ocurre como si el paciente actuara delante de nosotros, en lugar de informarnos." (*Esquema de psicoanálisis,* en *Obras Completas*, tomo III, 1968, pág. 1036).

más adelante, en otro texto:

> "Lo que nos muestra (el paciente) es, por tanto, el módulo de la historia íntima de su vida, *reproduciéndolo palpablemente como presente en lugar de recordarlo*." (*Psicoanálisis y medicina*, en *Obras completas*, tomo II, 1968, pág. 773).

[1] Hacer el amor, he aquí el ejemplo de una realidad en la que el fracaso toma la forma de un malentendido sobre el goce, un simulacro de goce. Recordemos que para el psicoanálisis el fracaso tiene un sentido positivo. Sólo cuando estamos encerrados en un callejón sin salida –y todo callejón sin salida lleva, tarde o temprano, al sexo, en todo callejón sin salida hay un sexo escondido– tenemos la posibilidad de asentar un acto, de inventar.

y en fin:

> "Poco a poco vamos atrayendo a nosotros cada uno de los *elementos* de esta enfermedad y haciéndolos entrar en el campo de acción de la cura (...). La repetición en el tratamiento analítico, según la nueva técnica, supone evocar un trozo de vida real y, por tanto, no puede ser inocua en todos los casos." (*Recuerdo y repetición*, en *Obras completas*, tomo II, 1968, pág. 348).

En efecto, ese fragmento de realidad que llena el espacio analítico no carece de riesgos: uno de ellos es la fantasía.

Me referiré al registro fantasioso del objeto pero antes recordaré rápidamente lo que hemos dicho de su registro real: el objeto *a* es una especie de constante de las pérdidas sucesivas en la historia del deseo de un sujeto; y es también un modo de designar, con la letra "a", la antinomia de ese pedazo de cuerpo arrancado al Otro y perdido para el sujeto. Así, nos resulta más fácil concebir que diferentes sustitutos ocupen este lugar depurado. Aunque esta idea es justa, nos induce a imaginar lo real como el mero agujero de una vasija. En efecto, aun si trabajamos la diferencia que J. Lacan establece entre las distintas faltas hasta caracterizar los tres tipos de negación –frustración, privación, castración– persiste en nosotros la figura de un simple agujero. Me parecería más apropiado –y ya lo hemos dicho– pensar en el objeto pulsional como un agujero sin fondo cuyas paredes conservan las huellas de las pérdidas o de los elementos pulsionales que han jalonado el recorrido del deseo del sujeto. Como si las paredes de la vasija fueran laminadas. Propongo al lector que retenga la expresión "real laminado" para designar tanto al sujeto del inconsciente –del que ya hemos hablado– como al agujero pulsional del objeto *a*. Ambos pueden representarse como una superposición infinita de láminas abrochadas entre sí, según cierto tipo de ramificación. La superficie analítica de Riemann representa de manera adecuada esta imagen a la que me refiero.

En ese agujero se ponen significantes y tapones, significantes y pantallas llamadas fantasías.

Pero ¿qué es la fantasía?

Puntualizaré ciertas consecuencias clínicas de la división del sujeto. Hacerlo ahora me permitirá introducir la fantasía. Al hablar del *ich spaltung* en el caso del fetichista, Freud utiliza una referencia empleada ya para el psicótico y para el neurótico. Del psicótico, Freud ya había dicho: "Es un sujeto dividido". ¿Dividido entre qué y qué? Entre la normalidad de un día y la locura del siguiente. Pero la división estructural del sujeto, dividido entre el Uno y el Otro, entre un significante y los otros significantes, ¿a qué corresponde? A la división del sujeto neurótico. En ese sujeto tironeado, desgarrado por sus síntomas, que pide un análisis, ¿el análisis modificará la división o la mantendrá? Tomemos el concepto estrictamente lacaniano del sujeto dividido. ¿A qué corresponde? Al sujeto neurótico. Pero el análisis que el neurótico pide, ¿anulará esta división? Adelantemos que el análisis reproducirá la división; no sólo porque la transferencia es una neurosis que implica necesariamente el redoblamiento de la hendidura neurótica sino que además el analista la solicita explícitamente, la espera, la reclama. ¿Qué reclama? Que el sujeto se borre. De hecho, la regla fundamental es la demanda de que el sujeto renuncie, desaparezca tras sus palabras. Se plantea entonces la pregunta hecha por un amigo: "¿Qué diferencia existe entre la división estructural de la neurosis anterior al análisis y la de la neurosis propia del análisis?"

En caso de que pudiéramos asignar un objetivo al psicoanálisis, reconozcámosle la finalidad de producir un corte del sujeto que mantenga abierto el acceso al goce o, mejor aún, que mantenga libre el vaivén de apertura y cierre al goce; en una palabra, que haya vacilación.

Aquí se introduce la fantasía. Justamente, la fantasía es el batiente con el que el sujeto cierra todo acceso al goce; quizás ésta sea una afirmación extrema que habría que moderar: aceptemos por el momento que la fantasía obtura el acceso al goce, pero agreguemos que la pantalla de la fantasía se construye con la materia de algo relativo al goce. En este sentido, la fantasía es un estado en el que la división subjetiva ya no vacila y el sujeto se fija a ciertos objetos pulsionales. Para volver a la imagen de "real laminado" es como si el sujeto no pasara a la hoja siguiente, a otro nivel; es como si detuviera su girar, en torno al agujero pulsional. Dejar de dar vueltas no es, como lo hubiera afirmado el psicoanálisis tradicional, fijarse a tal o cual objeto pregenital. Esto implica pensar un trayecto pulsional de dirección lineal y según un movimiento acumulativo. Se trata, en cambio, de un movimiento en espiral, en giros continuos superpuestos, y eliminador. Dejar de girar significa dejar de recortar, de sustraer jirones al cuerpo, dejar de ampliar el agujero de la pulsión.[2]

¿En que circunstancias la fantasía se pone en escena? La fantasía se organiza cuando hay peligro; es una solución frente al peligro que significa, para el ser hablante, borrarse por completo en la cadena significante que lo espera o en la cadena de significantes ya inscritos en su deseo. Ahora bien: este borramiento en la cadena repetitiva, serial no remite a una alienación metafísica cualquiera, sino que indica una correspondencia con el goce. Para el ser hablante, el peligro es gozar, y la fantasía, un simulacro de goce.

Por esta razón, ante un decir, ante la sorpresa que un decir provoca, el sujeto o nosotros, estupefactos por algo que nos golpea, como si por nuestra boca hablara otro, nos preguntamos, de inmediato, qué es lo que quiere el Otro. O nos decimos: "El inconsciente me hizo una jugarreta"; de hecho, el enigma puede generalizarse mediante otra formulación, en general tácita: "¿Que quiero?" Es obvio, y todos los lectores de Lacan lo saben, que ese "quiero" se presenta bajo la forma de una interrogación sobrecogedora que el Otro dirige al sujeto: "¿Qué quieres?", y a la que el sujeto sólo responde con una pregunta suplementaria: "¿Qué me quiere decir el Otro?" En este juego de preguntas solidarias se anuncia no un querer sino el deseo enigmático del Otro, y con él, la inminencia del goce. Ocurre que con el acontecimiento del decir y ante el deseo oculto del Otro, el sujeto se arma de una defensa provisoria pero tenaz, la fantasía.

Ahora bien; la fantasía se fabrica, se construye con lo que nos es más próximo, no como hablantes sino como seres vivientes sexuados; esto es, el cuerpo. Repito nuestra reciente definición: "La realidad psíquica, envuelta en fantasías, es nuestro modo corporal de tratar lo real".

Pero, ¿cómo interviene el cuerpo? ¿Qué es un cuerpo? Recordemos solamente los tres registros del cuerpo. En primer lugar, el registro imaginario en el que no existen sino imágenes parciales y compuestas, esto es, fragmentarias pero organizadas en una estructura; en consecuencia, registro imaginario del cuerpo en tanto que conjunto organizado de imágenes parciales. El segundo registro co-

[2] La singularidad del neurótico reside justamente allí. Sus palabras no alcanzan al cuerpo, no lo zanjan, sólo lo invisten. Son palabras que dan sentido, solidarias de la buena forma y ligadas a la imagen del cuerpo.

rresponde al ser caduco del cuerpo, cuerpo perdido, putrefacción o despojo que coincide con el objeto pulsional que ya tratamos. Y para terminar, el tercer registro es el de la acción, movimiento del cuerpo que suministra, digamos, su sustancia a la fantasía en la medida en que en el actuar convergen el aspecto imagen parcial i (a) y el aspecto real del cuerpo como pérdida, *a*.

La referencia al cuerpo como conjunto de imágenes parciales y no como una imagen total y sin fisuras exige dos observaciones. Por un lado, el carácter unitario del cuerpo, de la imagen total del cuerpo, aun delante del espejo, nunca es aprehensible como tal, pues siempre falta algo; sin ir más lejos, la mirada, vehículo de la relación con la imagen. Aun considerando el conjunto de la imagen, la imagen sigue siendo un conjunto de imágenes fragmentarias[3], algunas más desmembradas que otras y diferentemente significantes. Por otro lado, si una referencia unitaria de la imagen del cuerpo es posible, más bien habría que relacionarla con el Otro simbólico y no con el espejo; con la madre totalizante y no con la imagen especular del niño.

Entonces, para anular y silenciar en él la espera, o si conservamos las distinciones de Freud en *Inhibición, síntoma y angustia*, entre peligro, desamparo, angustia y espera, diremos que para dominar el peligro que suscita la pregunta: "¿Quién soy?", el sujeto extrae, diría, de su propia sustancia el sostén imaginario necesario a la construcción de la fantasía. Ese sostén no es sino la imagen parcial del cuerpo, la referida al semejante. Observamos que esta imagen del Otro, cimiento de nuestra relación con el prójimo, varía profundamente según las coyunturas por las que el sujeto pasa. Aunque más no sea, las de la edad. Así, cuando decimos "imagen del Otro", el otro semejante, especular, al que nos referimos, es originalmente un niño.

Recordemos que ese psicólogo, observador notable y poco leído hoy día, Henri Wallon, es el creador de esta noción i (a) representativa de los fenómenos de imitación transitiva en los niños pequeños.

Por el momento quiero subrayar que i (a) es una imagen del semejante, parcial, y no total, que el sujeto toma para cubrir el

[3] La filiación del concepto de despedazamiento y también de objeto, puesto que ambos son correlativos, y se remonta a Melanie Klein y, más lejos aún, a Karl Abraham. Este ya planteó el lazo indisociable entre la imagen parcial del cuerpo narcisista y el amor parcial del objeto.

objeto pulsional. Este punto no es fácil de aclarar. La dificultad en concebir la fantasía, y esto ya con la misma Melanie Klein, es que la fantasía, un sueño diurno, por ejemplo, no depende sólo del orden visual. Por cierto, el orden visual interviene, pero como elemento integrante de la coyuntura esencial de un actuar. Más que sostén pasivo de una imagen, la mirada es acción. Respecto de esto, tendríamos que distinguir varios tipos de fantasías, pero no deseo detenerme en la explicación ordenada, libresca, de los textos en los que Freud, sin tomar posición, indica distintos montajes fantasiosos o establece la diferencia entre la fantasía y el síntoma, el sueño, e incluso la alucinación.[4]

Limitémonos a considerar la fantasía como una matriz, una especie de montaje fundamental del que la fantasía inconsciente es la más representativa. Entonces, en ese montaje entran en juego dos instancias: la imagen y el actuar. Así como habíamos dicho que la fantasía es un montaje sobre otro montaje, un montaje sobre el montaje de la pulsión, agregamos ahora que la fantasía como acción sigue el mismo camino que la pulsión como actividad significante. La fantasía es una acción que se organiza según los contornos del objeto pulsional y mediante el cual el sujeto se precipita. Despavorido por el acontecimiento, angustiado ante el enigma del deseo del Otro, el sujeto se recupera con una imagen que le servirá de apoyo. Pues como la fantasía es una construcción, no se construye de la nada, necesita materiales y modelos. (Este vocabulario en realidad es inexacto pero cómodo para hacer comprender que la imagen parcial es la ocasión, el aguijón significante que despierta al sujeto, lo incita, lo empuja a sumergirse en lo real.) Extendiendo un dicho lacaniano, adelantaré que la imagen del semejante i (a) sirve de molde a la fantasía. Considérese a aquel que al salir de una sesión toma el volante y casi se mata en un accidente, o al que se masturba, o al que realiza un acto perverso; en esas tres situaciones encontramos la misma matriz: el sujeto debe actuar, y como decía algún filósofo griego, "para actuar hay que detenerse". Detener el deseo, cristalizar el pensamiento –inconsciente– en una imagen: sin decisión previa ni mediación alguna, el sujeto se precipita.

[4] En los manuscritos M, N y en algunas cartas a Fliess, Freud se cuestiona respecto de la fantasía en su registro de síntoma o sueño; mucho más tarde, asociará el sueño al delirio y la alucinación del deseo y la alucinación psicótica, que resultan todas de la matriz del fantasma.

La función de la imagen parcial aquí es decisiva. Insisto: una imagen nunca entera sino en pedazos, un contorno, una línea casi, bastan para empujar al sujeto a la acción –¿acción ficticia o real?–, para incitarlo, para instigarlo a hacer. Aquí, por su función de causa formal, el alcance de la imagen no es imaginario sino estrictamente significante.

¿Cuándo una imagen es significante? La respuesta usual consistiría en recordar que, al igual que los significantes, las imágenes constituyen una estructura ordenada según ciertas leyes. Pero en lo concerniente a la fantasía, nuestra respuesta es insuficiente y no responde a nuestra pregunta: "¿De qué naturaleza es la imagen que da cuerpo a la fantasía?"

Esta imagen es más que un reflejo especular, distinta a la imagen virtual sin consistencia en el espacio. Y además, diferente a la forma corporal que mi visión descubre en mi semejante. Esta imagen es signo, y sabemos que un signo es lo que representa algo para alguien (Peirci y Lacan). Lo que esta imagen representa para el sujeto es que hay otro y que ese otro desea. Pero al decir "signo" también decimos "significante"; no porque ambos términos sean idénticos sino porque todo signo se sostiene en un significante. De hecho, un signo es un significante maltratado por el sujeto. Este es el límite inferior, la condición mínima para que una fantasía se instaure: que el sujeto tome tal o cual significante proviene del Otro, en nuestro caso una imagen, como un signo, es decir, como si le estuviera destinado. Investir una imagen significa precisamente eso: suponerle una dirección sin darse cuenta de que uno está concernido en su cuerpo, ya que la imagen también es un significante que produce efectos en lo real. En pocas palabras: hay fantasía cuando la imagen como signo representa algo y como significante, a espaldas del sujeto, muerde en el cuerpo y determina el actuar.

La imagen que sirve de molde a la fantasía no es sólo una imagen virtual, fragmentaria, del otro, signo de su presencia; es también, y sobre todo, el desencadenante de una acción intempestiva. Quiero decir que cuando el sujeto sale a escena (escena montada o escena del mundo, poco importa) sale y muestra su deseo; cuando el exhibicionista abre su impermeable o cuando el neurótico agita sus manos de mono al masturbarse, hay en esos momentos, e indefectiblemente, una imagen, por supuesto erótica, muy sexualizada, aunque no siempre detectable. Tanto menos detectable en cuanto que el sujeto confunde en la fantasía, la piel y la imagen, el olor y la imagen, la mirada y la imagen. Lo importante es que en el actuar, la imagen virtual toma consistencia real y que la amalgama de la imagen parcial y de lo real –del objeto real– arrastra al sujeto a cuerpo perdido y lo empuja a confundirse con ese real.

He aquí, entonces, una instancia psíquica que es simultáneamente imagen reflejada en el espejo, signo y significante; signo porque evoca la presencia del otro y significante porque provoca el hacer. Al confundirse con la acción se torna real. En resumen, lo esencial en la fantasía es que el sujeto hace uno con la imagen y el conjunto de las componentes de la acción (sonidos, colores, gestos o prótesis) y que ese uno no es ni imagen, ni significante, ni real, sino todo eso junto.

Destaquemos, entonces, una de las dos ecuaciones fundamentales de la fantasía, la que Lacan enuncia $\$ \lozenge a$, esto es: el sujeto se hace objeto por intermedio de la imagen parcial en su función de causa normal y de acceso a lo real. Por otra parte, en la fantasía el objeto real deja de ser real; ocupa otro registro pues la imagen ya no lo cubre como velo (distinto al objeto oculto), en la fantasía, imagen y objeto se confunden.

La segunda fórmula propia de la estructura de la fantasía se refiere a la caída del Otro en objeto, la degradación del Otro en *a*. Se impone una precisión: cuando decimos "Otro" y hablamos de la fantasía, tenemos que pensar en "deseo del Otro" y no en la acepción habitual "Otro simbólico". El marco simbólico sigue siendo el límite infalible de la fantasía, señalado por el hecho de que una fantasía siempre es dicha, como un sueño, por un enunciado cuyo verbo designa el actuar (recordemos la cadena célebre de las tres frases descompuestas del texto: "Pegan a un niño"). Pero si el Otro, lugar de la palabra, está fuera del alcance, en revancha el Otro deseante es rebajado a la nada, o si se prefiere, reducido al objeto deseado.

Esta caída del Otro deseante a objeto deseable, esta reducción del deseo en la fantasía es una manera de obturar el agujero de lo real, que consiste en simular aquello que se evita. Por eso, cuando en la fantasía el Otro deseante está expuesto a ultraje, o por el desprecio o por la caricia, se convierte en un ser sin vida, un objeto inerte, muerto. Esta muerte se acerca mucho a la otra y a veces las dos convergen y se confunden –como observamos, por ejemplo, en cierto tipo de suicidios– pero la primera, la muerte fantasiosa, es siempre un simulacro de la segunda. El mejor modo de evitar el goce que significa el agujero de la real, es desear; pero para sostener el deseo hay que fantasear, arruinar el deseo. Ahora bien, la fantasía no sólo es un deseo transformado en objeto; es también una caricatura del goce.

Identificar el rebajamiento del Otro al objeto, afirmar que esta muerte fantasiosa constituye un simulacro de goce, puede y debe sorprendernos. Porque esto significaría que la ruina del deseo, el objeto, es una ficción de goce o, mejor aun, un modo efectivo de gozar. ¿No es acaso una comprobación frecuente en la experiencia analítica pero no por eso menos escandalosa, que rebajarse al estado de ruina hace gozar? De inmediato surge una interrogación: "¿Cuál es la diferencia entre el gozar por deseo de desear, gozar divino, y el gozar de miseria?", pregunta menos importante para nosotros que esta otra: "Gozar de miseria, gozar no del objeto sino del ser objeto, ¿es esto posible fuera de la fantasía?"

Detengámonos aquí y volvamos al registro del objeto. Cada vez que hemos leído esa palabra nos referíamos al objeto de la fantasía y no al real.

Pero si es justo decir que en la fantasía, donde había agujero, hay ahora *a* fantasioso; que adonde había deseo del Otro también hay *a*, y finalmente, que donde había goce hay simulacro, nos queda, sin embargo, por preguntar qué es el objeto *a* fantasioso.

El *a* de la fantasía es más que una imagen o una pantalla que oculta lo real. Es otra cosa que un objeto imaginario. En efecto, es una pantalla, pero una pantalla quemada por la lámpara a la que cubre. No sólo es una imagen que oculta; es una imagen atravesada por lo real. Jacques Lacan, tomando ejemplos del teatro, la ilustra con el practicable: el practicable es, por ejemplo, una puerta en el decorado de una escena, por la que se entra y se sale; y aunque esa puerta sea parte integrante del decorado, los actores la atraviesan, entran y salen hacia los bastidores. Es decir, la puerta es tanto real como figurada. El objeto fantasioso es del mismo orden: una imagen quemada por lo real, quemada por las pulsiones.

En suma, vemos i (a), que es el aspecto visión, la imagen especular, la del semejante, imagen parcial que a la merced del sujeto sufre todo tipo de manipulaciones y torsiones en la fantasía.

Pero el sujeto, manipulando la imagen –hasta aquí estamos en el plano imaginario– sin saberlo está quemando su propio cuerpo. Con la imagen eyaculada; con la imagen corre el riesgo de matarse; con la imagen flagela. Por cierto, existe i (a), imagen torturada que padece todo tipo de transformaciones; pero la pulsión, aunque escondida, está en juego, determinando las leyes de la escena fantasiosa.

Ese fragmento de cuerpo pulsional que aunque velado traspasa la pantalla erótica, ese objeto real es la causa, el agujero en torno del cual se erige el montaje fantasioso. Así atribuyo a la pulsión una función de causa material, mientras que en la vida del ser hablante la fantasía es situable en la misma dimensión de efecto que los demás efectos significantes. Sólo desde este punto de vista es posible afirmar que la fantasía pertenece al orden significante y se sitúa entre las diferentes formaciones del inconsciente (sueño, lapsus, síntoma), cuestión ésta que Freud no resolvió, limitándose a ubicar la formación fantasiosa entre lo consciente y lo inconsciente.

Para resumir, la fantasía es una puesta en escena en la que el Otro es aniquilado, puro objeto a la merced del sujeto, abolido como hablante y negado como deseante. En breve, la puesta en escena de la muerte del Otro. Resulta ahora comprensible que una fantasía cualquiera, siempre y en última instancia, sea una fantasía de castración.

Aquí se impone la necesidad de buscar los rasgos comunes y divergentes entre el perverso y la fantasía perversa del neurótico: el perverso tiende a probar que la castración es posible, existente y además gozosa, que hace gozar. Al mismo tiempo –y por la misma razón la perversión se estructura alrededor de la operación llamada repudio o desmentida– quiere mostrar, probar, que la castración es imposible, que no existe. En el fantasma esta castración se representa en la escena de muerte del Otro, rebajado a objeto *a*; reducción, pasaje que en el curso de un análisis debería ocurrir. Habíamos afirmado que el analista ocupaba el lugar del Otro en tanto que lugar de la palabra, entonces la transformación del Otro en *a* será una caída o, mejor, una recaída, que hasta cierto punto podemos reconocer. Detectarla no resultará difícil. Basta con observar qué pasa con su cuerpo, el cuerpo de un analista, para darse cuenta de que uno forma parte de la fantasía.

Este pasaje es obligado y es preciso identificarlo porque en él, en ese estudio de la fantasía, interviene la interpretación. Sería incompleto afirmar que la interpretación tiene por consecuencia desligar al sujeto del objeto, cortar las amarras o detener la confusión. El corte interpretativo provoca el surgimiento de la dimensión del goce que la fantasía trata de evitar y confronta al sujeto con la posibilidad, sólo la posibilidad de encontrar otro objeto pulsional o, para volver a nuestros términos, de cambiar de nivel, de lámina pulsional.

Contra el hábito intuitivo de encerrar la fantasía en la cabeza de alguien, de incluirla en una especie de interioridad, de economía interna del sujeto, la construcción fantasiosa necesita un compañero, el semejante. ¿Por qué? En primer lugar, para servir de puntal a i (a), pues los contornos, los fragmentos de los múltiples contornos de la imagen, son los del cuerpo del otro, mi prójimo. Pero ese otro semejante no existe ni consiste en un velo imaginario, el otro, el pequeño otro, también es real. ¿Qué real? El real de la pulsión; como si el otro diera cuerpo a la pulsión y ocupara el lugar del compañero pulsional. El otro, porque real y porque sostén de la imagen parcial, es la condición indispensable de la fantasía.

Pero estos dos atributos, real y sostén de imágenes, ¿no corresponde a los de *a*? ¿No estamos volviendo a nuestro punto de partida al asimilar el otro al objeto *a*? ¿Qué es el otro, no el gran Otro sino este otro sentado detrás de mí de quien supongo que me escucha? Ese otro existe, tiene una realidad independiente de mis representaciones, de las imágenes y de ese cuerpo que percibo apremiante, gozoso. Hagamos la pregunta claramente: la fantasía en que participa ese otro, ¿es verdadera o falsa, real o imaginaria?

Para comenzar, e inspirados en la franca respuesta de Freud, diremos que eso no tiene ninguna importancia; los criterios de verdad y de error carecen de valor en el psiquismo; en el interior del marco simbólico, el choque de las dimensiones real e imaginaria conforman la realidad psíquica.

Sin embargo, si profundizamos tal respuesta, encontramos que el término "choque" es vago y nos empuja, ya sea a buscar otros campos que R.S.I. (Real, Simbólico, Imaginario), ya sea a recurrir a la topología para dar cuenta de su articulación. De las formaciones psíquicas, la de la fantasía plantea claramente el problema del tipo de relación existente entre lo real, lo imaginario y lo simbólico.

Volvemos así a la proposición que enunciamos al comenzar, esto es, la realidad del análisis recubre paso a paso la realidad psíquica hasta volverla indiscernible[5], como si el vínculo analítico

[5] Henri Poincaré analiza dos mundos o realidades indiscernibles en un párrafo que dice textualmente: "(...) No sólo dos mundos serán indiscerni-

fuera un monstruoso aparato llamado psiquismo. De este modo, uno de esos puntos de recubrimiento está representado por el montaje de la fantasía.

En conclusión: si para que exista la fantasía es necesaria la pulsión, y si a la pulsión le es indispensable la transferencia, surge este interrogante que quería plantear: "¿En qué lugar se sitúa el analista? ¿En el lugar del sujeto, en el lugar del objeto *a* o en el lugar del Otro?" "¿Dónde está cuando una analizada hace el amor con su marido? ¿En la mirada o la boca de su analista que la analizada ve?" "¿Es en su analista que piensa?" "¿Y todo esto pertenece a la fantasía?" En caso afirmativo, ¿cuál es el lugar del analista?

No podemos decidir, pues el analista se encuentra, ora en el lugar de sujeto deseante $, ora en el lugar de objeto fantasioso *a*. El se reúne con el objeto de la fantasía por una especie de torsión del simulante. Recordemos la tesis lacaniana: "El analista está en posición de *a* (agente) en el lugar del simulante". ¿Qué significa esto? Que la coincidencia del objeto *a* en tanto que agente, con la función del analista, indica que no hay más que un motor de la cura, una causa: el agujero, función analítica. De ese lugar, lo repito, el analista permanece excluido. Pero cuando ese *a* en el lugar del simulante, esto es, recubierto por i (a), quema la imagen, ambos —objeto e imagen—, al reunirse, constituyen el objeto fantasioso. En definitiva habría tres instancias analíticas: el objeto pulsional como causa, la i (a) como simulante y la amalgama de ambos como objeto de la fantasía.

Sin embargo, el analista puede vacilar y ocupar el lugar del otro elemento de $ ◊ *a*, el sujeto dividido, dado que mantiene la

---

bles si son iguales o semejantes, esto es, si se puede pasar del uno al otro cambiando los ejes de coordenadas (...), también serán indiscernibles si se puede pasar del uno al otro mediante una 'transformación puntual' cualquiera (...) Me doy como supuesto que a cada punto de uno corresponde un punto y sólo uno del otro, e inversamente. Y que además, las coordenadas de un punto son funciones continuas cualesquiera de las coordenadas del punto correspondiente en el otro. Por otra parte también supongo que a cada objeto del primer mundo corresponde en el segundo un objeto de la misma naturaleza, situado precisamente en el punto correspondiente. Por fin, supongo que esta correspondencia realizada en el instante inicial se conserva indefinidamente. Nada nos permitiría discernir ambos mundos". (*El valor de la ciencia*, págs. 69-70).

posición de no pedir demasiado, de no angustiarse demasiado, de no mostrarse demasiado, de retener sus demandas, en fin, de estar en el lugar del sujeto deseante para hacer que el otro desee. Esto nos abre nuevos interrogantes.

Respuestas a diferentes preguntas

¿Por qué lo real es un peligro? ¿Por qué sentimos temor ante las cosas del deseo? ¿Por qué el deseo, en tanto que insatisfacción, en tanto que goce radical, da miedo al neurótico?

No es fácil dar cuenta de estos problemas pero tratemos de enfocarlos.

Ya he mostrado que la noción de afánisis se aplicaba al sujeto desaparecido en el conjunto de significantes y que el empleo de ese término griego variaba según Jones o Lacan. Cuando observamos cómo lo emplea Lacan, reconocemos de inmediato su connotación ética.

Jones consideraba que la castración no es el temor de perder el pene, sino el temor de no desear más, de perder el deseo, de agotarlo. Lacan difiere y dice: no, no es el temor de no desear, es el temor de desear. Primera inversión que modifica todo: temor de desear. Segunda inversión: a lo que Jones llama afánisis del deseo, Lacan diría: yo lo llamo afánisis del sujeto En otros términos, en lugar de afirmar la afánisis del deseo o la eventualidad de su agotamiento, Lacan propone la desaparición del sujeto. Así se reencuentran las dos articulaciones: el sujeto, ante el temor de desear, desaparece. En consecuencia, afánisis, no del deseo sino del sujeto. Podemos observar que ni Jones ni Lacan adoptan la posición clásica del psicoanálisis que asocia la amenaza de castración al pene. Jones afirma: "No, no es el pene que está amenazado sino el deseo". ¿En qué el deseo? En no desear más. Lacan anuncia: "No es el pene". ¿Qué es? Es el hecho de desear, el gozar de desear que me atemoriza. Esta diferencia de perspectiva entre Lacan y Jones nos interesa enormemente, pues al establecer las divergencias y las coincidencias descubrimos la ética lacaniana resultante.

La concepción lacaniana es la siguiente:

– el deseo, en tanto que deseo del Otro, implica un peligro, el de gozar;

– ante ese peligro, el sujeto desaparece, se borra;

– primer principio ético de la posición lacaniana: "No ceder sobre su deseo"; esto es: no temamos, adelante, deseemos, no fallemos en nuestro deseo.

Vayamos a la clínica y veamos cómo responde a este principio ético el neurótico. ¿Teme el deseo? Consulten ustedes su experiencia y pregúntense: ¿aquellos que ustedes escuchan, temen desear? Una respuesta afirmativa sería demasiado rápida porque pese a la frecuente comprobación de este enunciado teórico, también encontramos esos pacientes cincuentones cuya mayor preocupación es perder la potencia. ¿Qué potencia? La potencia de desear, ya que no hay más potencia que la del deseo. Entonces, clínicamente no podemos deshacernos tan rápido de Jones. El sujeto de Jones nos resulta simpático. Es un ingenio del inconsciente, quiero decir, que se sabe mortal. En cambio, el sujeto que propone Lacan es más bien temeroso del deseo y pronto a borrarse. Esto responde con exactitud a la descripción clínica de la neurosis obsesiva. Es decir, que cuando Lacan habla de afánisis del sujeto, cuando vemos que en los textos lacanianos el sujeto está dividido, borrado bajo S_2, cuando decimos y repetimos que el sujeto está dividido entre un significante y los otros en los que se desvanece, esta afirmación, en apariencia especulativa, abstracta, nos recuerda un hecho clínico cotidiano: el medio, la defensa del sujeto es esconderse, borrarse. Para el anoréxico, adelgazar hasta el último grosor visible. Para el obsesivo, el ocultamiento y el engaño; si el obsesivo no nos cae simpático, esto no se debe a sus escapatorias repetidas sino a su infatuación, a sus gestos, que hacen creer que él todavía no quiere mostrar su potencia; el obsesivo se esconde pero se hincha de falo. Deja entender que pese a todo, si las circunstancias lo exigen, ahí estará, en su lugar, con un falo erigido como se debe. Pero es ahí donde el obsesivo se borra, donde hay desaparición del sujeto. Aunque la equivalencia entre los términos "esconder" y "borrar" es impropia. Su diferencia nos obliga a distinguir dos tipos de afánisis: hablando teóricamente hay dos *fadings* del sujeto: el sujeto se borra en todos los significantes que se sucederán en el transcurso de su vida y, segunda desaparición, el sujeto se esconde bajo el objeto. El sujeto se vuelve el objeto, se hace falo.

"No ceder sobre su deseo" es el enunciado correlativo de una comprobación, la siguiente: no se puede dejar de pedir. Dicho de otro modo, no ceder sobre su deseo es correlativo, va de par, con el hecho de que no podemos dejar de hablar. Esto es lo propio del ser hablante. Cuando se habla de afánisis del sujeto bajo la cadena, esto quiere decir: alienación, no poder dejar de hablar o, de otra manera, no poder dejar de repetir.

Por supuesto, hablar no es lo mismo que repetir.

Pero, ¿qué es lo que no deja de repetir?: los significantes. Demos un paso más: que los significantes no dejen de insistir, eso es el deseo. El deseo es la repetición ineluctable. Hay dos cosas: la repetición ineluctable del flujo incesante de los significantes y el hecho del agujero.

Esto me permite volver al ejemplo del perverso *voyeur*. Cuando se esconde detrás de los árboles para mirar a las parejas que hacen el amor, el parpadeo, el brillo, el fulgor de sus ojos: esa mirada es él. Mira y sólo es mirada. Dije ya que el sujeto se vuelve mirada allí, donde no ve más, en el punto ciego. Pero lo importante no sólo es que el sujeto se haga objeto sino que además, haga de la pareja la mirada; él les arranca la mirada hasta convertirlos en ese objeto perdido. Es por este motivo que el *voyeur* espera, y goza de la espera de descubrir pero también de ser descubierto. Apunta a sorprender a la pareja en el acto vergonzoso del deseo, a sobrecogerlos en su desnudez, pero sobre todo, a que se ruboricen de vergüenza y de indignación; espera que lo apedreen y lo injurien. Allí es donde el deseo del Otro se vuelve puro objeto; mirada, no objeto de la mirada del *voyeur* sino sólo mirada. Las palabras de Ruysbroek lo expresan aun mejor: "Eso que contemplamos, lo somos; eso que somos lo contemplamos".

En la situación inversa y asimétrica, el Otro del exhibicionista es la niña que, sobrecogida, mira. Insisto aún: en la fantasía el sujeto se vuelve objeto, siempre y cuando el deseo del Otro también se transforme en objeto.

Aprovecho para volver a la pregunta que habíamos formulado sobre el perverso y el neurótico. Decía: "La puesta en escena perversa de la fantasía del neurótico, ¿es la misma que la puesta en acto del perverso? ¿Cuál es la diferencia entre ese *voyeur* del que les hablaba, que se vuelve objeto y que vuelve objeto al Otro, y el obsesivo en análisis, que ofrece y se ofrece al analista como objeto, excremento por ejemplo, y lo engaña; ¿para obtener qué? Obtener una demanda, obtener que el analista hable. Esta palabra, esta demanda es objeto en la fantasía del neurótico. Encontramos entonces, en la demanda del obsesivo, una idéntica doble reducción: se vuelve objeto y hace de la demanda del Otro, un objeto.

No creo que sea necesario decidir afirmando: "Esta es la perversión; ésta es la neurosis". Recuerdo que gracias al perverso se ha comprendido qué es el fantasma neurótico. Pienso que no existe ningún criterio decisivo que nos permita hacer la distinción entre ambos, pero existe, por supuesto, todo un contexto de síntomas. El contexto que los síntomas configuran es la estructura. Cuando el perverso llega a la angustia está ya al final de su experiencia. En cambio, para el neurótico, la angustia es una señal que llama. Por otra parte, el fantasma del neurótico, en principio, está rematado por un enunciado, lo que no siempre es el caso en la puesta en acto perversa del perverso. Quiero señalar así que el neurótico dice mientras el perverso calla. La división del sujeto es diferente. De hecho, la distinción entre perverso, neurótico y aun psicótico se juega en la relación con el agujero, con la falta; cada uno de ellos abordará el agujero con medios diferentes. Mientras la división del neurótico se produce entre un decir y el resto de la cadena, la del perverso se opera entre un objeto que obtura la castración del Otro y un objeto ausente. En una palabra, él acepta la diferencia de sexos pero al mismo tiempo la niega.

Made in the USA
Monee, IL
04 November 2026

67383140R00095